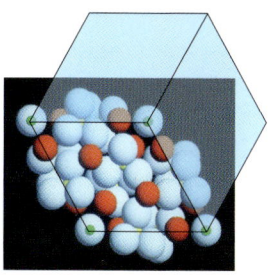

口絵1 ハイドロキシアパタイト結晶のコンピュータグラフィックス(まえがき)

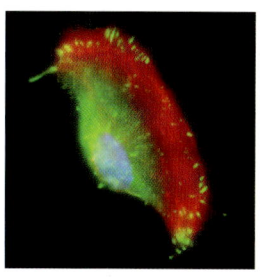

口絵2 アクチン(赤),ビンキュリン(緑)と核(青)の蛍光染色観察像(図3.7)

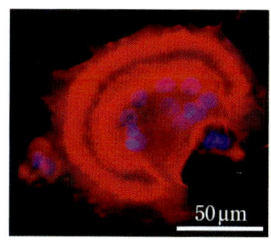

破骨細胞の明帯

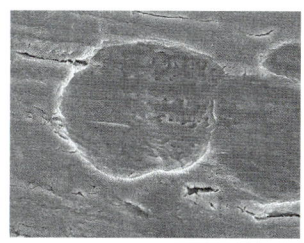

破骨細胞による吸収窩

口絵3 左の蛍光像は分化・活性化された破骨細胞が明帯を形成し,多核化している破骨細胞を示している。破骨細胞はインテグリンを介して骨基質表面に接着し,骨基質と細胞膜間に波状縁を形成して酸を分泌し骨基質を溶かす。右図は吸収された骨基質表面(吸収窩)のSEM像である(図3.16)

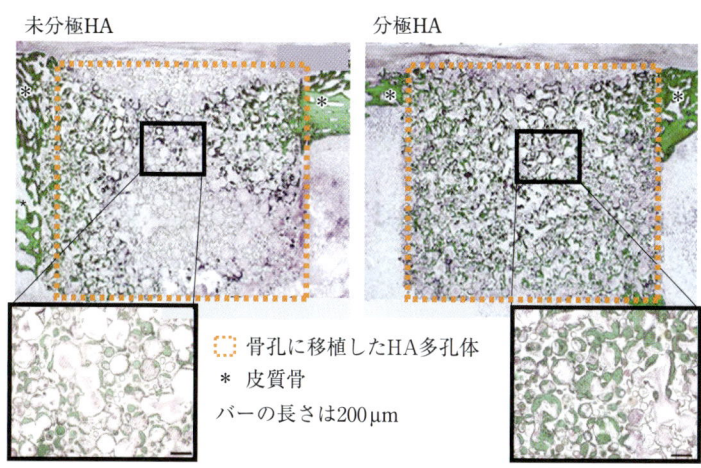

口絵4 分極HA多孔体サンプルの孔内部における骨伝導能強化(図3.33)

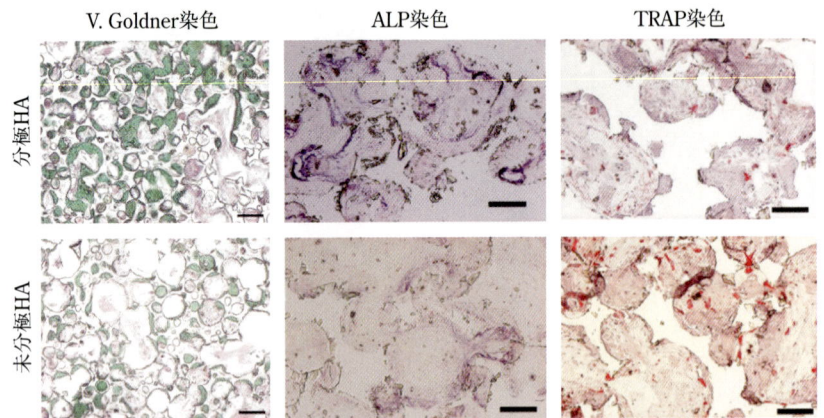

口絵5 HA多孔体サンプル孔内部のアルカリフォスファターゼ染色像（ALP染色像）と酒石酸フォスファターゼ染色像（TRAP染色像）（図3.34）。V. Goldner染色のバーの長さは200μm，ALP染色とTRAP染色のバーの長さは100μm

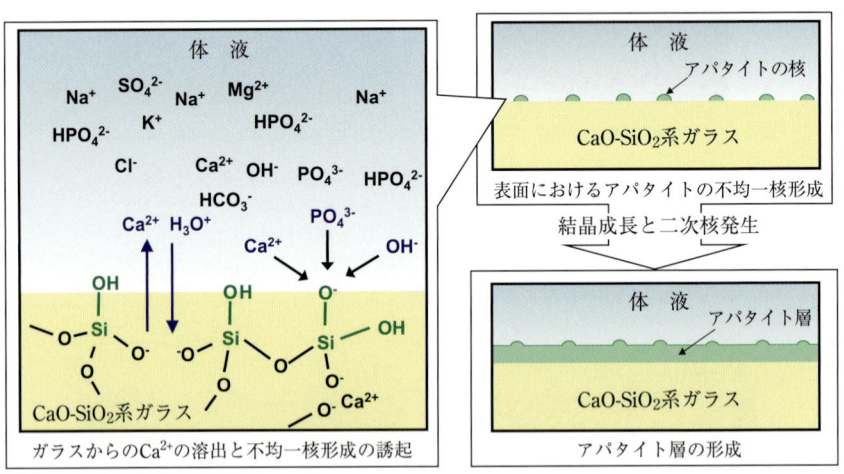

口絵6 CaO-SiO$_2$系ガラス上に骨類似アパタイトの層が形成されるメカニズム（図5.11）

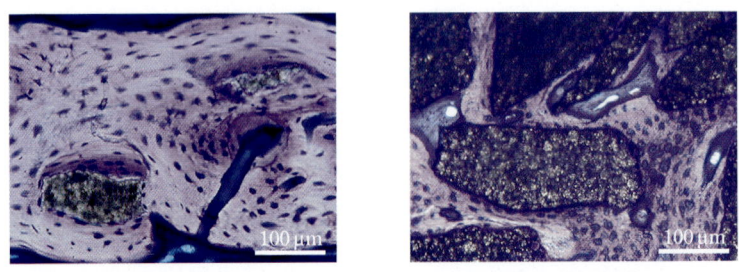

口絵7 ラット頭蓋骨に形成した骨欠損部を炭酸アパタイト（左図）およびハイドロキシアパタイト焼結体（右図）で再建した場合の12週目の病理組織像（図6.7）

バイオマテリアルシリーズ 3

セラミックバイオマテリアル

工学博士 岡崎　正之 編著
工学博士 山下　仁大

工学博士 尾坂　明義
工学博士 石川　邦夫
博士(理学) 大槻　主税 共著
工学博士 井奥　洪二
博士(学術) 中村　美穂
博士(工学) 上高原理暢

コロナ社

はしがき

ま え が き

　本書を出版するきっかけは，執筆者を中心とする「バイオセラミックス研究会」にあった。その会合の席上で，バイオセラミックス関連の最新の成果に基づく教科書をつくる必要があるとの認識が高まった。いろいろと構想を話し合っている最中，幸運にもコロナ社からお声が掛かった。絶好のタイミングであり，快く引き受けることにした。ただ，教科書としての統一性をどうするかが大きな課題であったが，各人の個性を生かしながら，それぞれ少しずつ分野が異なるメンバーがその特色を生かした内容となった。

　工学的セラミックスに関する教科書や参考書は数多く出版されているが，セラミックバイオマテリアルに関する教科書は皆無といってよい。本書では，理工学分野や医歯薬学分野の学生が自主的に学んだり，教員が教えるのに便利なように，15回の講義で完結する程度の内容と分量になっている。

　慣例的には，バイオセラミックスという表現がよく使われるが，あえて「セラミックバイオマテリアル」という表現を用いた。ほぼ，同じ意味合いと理解していただきたい。ただ，骨や歯のような生体硬組織と異なり，人工材料という意味合いを強くするうえではセラミックバイオマテリアルのほうが，より明確であると考える。本書では，工学分野での「セラミックス」の知識と医歯薬学分野での「バイオ」の知識をうまく融合するように工夫されている。

　われわれの骨は人体を支える骨格としてばかりではなく，多くの重要なミネラル元素の貯蔵庫として大切な役割を果たしている。歯は健康を担う咀嚼機能をつかさどるのみならず，われわれのコミュニケーションに欠かせない日常会話に貢献している。それらがハイドロキシアパタイト（ヒドロキシアパタイトあるいは水酸アパタイトと呼ぶこともある，**口絵1参照**），もう少し精確にいえば，炭酸アパタイトからなることが世間に知られるようになってから，ま

だ十数年である（かなり以前は，リン酸カルシウムあるいはリン酸カルシウムと炭酸カルシウムの混合物といった程度にしか生理学の教科書に載っていなかった）。これらの代替材料としてのセラミックバイオマテリアルがいかに医療に重要であり，生体に対する安全・安心の観点から今後ますます注目されるであろうことは，セラミックスの科学と歴史が物語っている。

最近，ES 細胞や iPS 細胞を使って骨や歯を再生しようとの研究が始まった。しかしながら，特に大きな欠損部位や強い力のかかる部位には，どうしても強靱なセラミックスや金属のような人工材料が必要である。そこで，組織工学の概念を取り入れた生体親和性のより高いセラミックバイオマテリアルがいま注目されている。まさに，時宜を得た企画であるとコロナ社に感謝したい。

なお，本書の執筆担当は以下のようになっている。

  1 章 岡崎
  2 章 尾坂
  3 章 中村，山下
  4 章 石川
  5 章 大槻
  6 章 上高原，井奥（6.1 節，岡崎，6.3, 6.4 節，石川）
  7 章 岡崎

本書が学生諸君の興味をそそり，若手研究者の今後の研究・臨床にいささかなりともお役に立てば幸いである。

2009 年 7 月

             編著者 岡崎正之
                 山下仁大

目　　　次

1. バイオマテリアルとは

1.1 バイオマテリアルの歴史的変遷 ………………………………………… 1
  1.1.1 温 故 知 新 ……………………………………………………… 1
  1.1.2 バイオマテリアルの登場 ……………………………………… 2
1.2 バイオマテリアル研究登場の機運と背景 …………………………… 8
1.3 バイオマテリアルの分類と用途 ……………………………………… 9
1.4 バイオマテリアルと人工臓器 ………………………………………… 9
  1.4.1 人工臓器の概念 ………………………………………………… 9
  1.4.2 人 工 心 臓 …………………………………………………… 10
  1.4.3 人 工 腎 臓 …………………………………………………… 11
  1.4.4 その他の人工臓器 ……………………………………………… 12
  1.4.5 人工軟組織および人工硬組織 ………………………………… 13
1.5 バイオマテリアルの目指すもの ……………………………………… 15
1.6 バイオマテリアルの課題 ……………………………………………… 16

2. セラミックスの科学

2.1 セラミック材料の概観 ………………………………………………… 18
2.2 セラミック材料の構造 ………………………………………………… 22
  2.2.1 化学結合から見たセラミックス ……………………………… 23
  2.2.2 原子配列構造 …………………………………………………… 23
  2.2.3 縮合型ケイ酸塩とリン酸塩系酸化物 ………………………… 25
  2.2.4 －OH 基を含むセラミックス ………………………………… 29
2.3 セラミック材料の作製 ………………………………………………… 30

2.3.1　焼成と焼結 …………………………………… 30
　　2.3.2　粒子の表面と焼結の機構 …………………… 32
　　2.3.3　ガラスとガラスの結晶化 …………………… 33
　　2.3.4　生体材料ガラスセラミックスの例 ………… 35
　　2.3.5　ゾル-ゲル法 …………………………………… 37
　2.4　セラミック材料の破壊と強度 ……………………… 39
　　2.4.1　セラミックスの微細構造 …………………… 39
　　2.4.2　セラミックスの理論強度と実測強度 ……… 40
　　2.4.3　寿命予測——ワイブル分布 ………………… 41
　　2.4.4　高強度化の手法 ……………………………… 42

3. セラミックバイオマテリアルの科学

　3.1　セラミックバイオマテリアルと細胞 …………… 44
　　3.1.1　バイオインタフェース ……………………… 44
　　3.1.2　バイオインタフェースにおける細胞挙動 … 48
　　3.1.3　生体硬組織とセラミックバイオマテリアル … 66
　　3.1.4　バイオミネラリゼーション機構 …………… 68
　　3.1.5　硬組織進化から見たバイオミネラル ……… 74
　3.2　組織工学用生体活性セラミックス ………………… 76
　　3.2.1　再生材料とスキャフォールド ……………… 76
　　3.2.2　ES細胞，iPS細胞への応用 ………………… 78
　　3.2.3　エレクトロベクトル効果 …………………… 82

4. 硬組織の化学

　4.1　無脊椎動物と脊椎動物の硬組織組成 ……………… 90
　4.2　骨組織の組成と変化 ………………………………… 91
　4.3　骨組織の構造と機能 ………………………………… 92
　4.4　骨の発生と成長 ……………………………………… 95
　4.5　骨リモデリングと細胞 ……………………………… 95

4.6 歯の構造 ……………………………………………… 98
4.7 リン酸カルシウムの物理化学 ………………………… 101

5. 医用セラミックス

5.1 医用セラミックスの歴史と現状 ……………………… 106
5.2 骨や関節を修復するセラミックスの役割 …………… 108
5.3 セラミックスの生体に対する挙動に基づいた分類 … 111
   5.3.1 生体不活性セラミックス ……………………… 112
   5.3.2 生体活性セラミックス ………………………… 114
   5.3.3 生体吸収性セラミックス ……………………… 118
   5.3.4 リン酸カルシウムペースト …………………… 120
5.4 歯科領域で用いられるセラミックス ………………… 120
   5.4.1 歯科用陶材 ……………………………………… 121
   5.4.2 充てん材およびセメント ……………………… 122
5.5 セラミックスの生体機能を生かす材料設計 ………… 123
   5.5.1 生体活性結晶化ガラス A-W の設計概念 …… 123
   5.5.2 結晶化ガラス A-W と骨組織の結合機構 …… 126
   5.5.3 生体活性ガラスと骨組織の結合機構に基づく材料設計 … 130
   5.5.4 生体活性セラミックスの特性を生かす金属材料の表面処理 … 132
5.6 生体中の反応を模倣した材料設計 …………………… 133
   5.6.1 生体を模倣した水溶液の利用 ………………… 133
   5.6.2 擬似体液の調製法 ……………………………… 134
   5.6.3 SBF を用いた有機高分子表面への骨類似アパタイトの形成 … 135
   5.6.4 天然有機高分子表面を利用したバイオミメティック環境での
         骨類似アパタイト層の形成 …………………… 137
   5.6.5 アパタイトの不均一核を誘起する官能基の配列 … 140
5.7 生体機能を修復するセラミックスの新しい設計 …… 144
   5.7.1 生体の機能を促進するセラミックス ………… 144
   5.7.2 治療を支援するセラミックス（がん治療用セラミックス） … 145

6. リン酸カルシウム系セラミックバイオマテリアルの創製法

6.1 アパタイト合成法 ……………………………………………………………… 147
6.2 金属表面へのリン酸カルシウムコーティング法 …………………………… 150
6.3 リン酸カルシウムセメント …………………………………………………… 153
6.4 骨置換材としての炭酸アパタイト …………………………………………… 158
6.5 生体活性セラミックス/セラミックス複合体 ……………………………… 160
　6.5.1 アパタイト/β型リン酸三カルシウム ………………………………… 160
　6.5.2 結晶化ガラス ……………………………………………………………… 161
　6.5.3 アパタイト/ジルコニア ………………………………………………… 162
　6.5.4 アパタイト/各種セラミック柱状粒子 ………………………………… 162
　6.5.5 アパタイト/酸化亜鉛ユージノールセメント複合材料 ……………… 163
6.6 生体活性セラミックス/ポリマー複合体 …………………………………… 164
　6.6.1 アパタイト/ポリエチレン複合体 ……………………………………… 165
　6.6.2 アパタイト/ポリ乳酸 …………………………………………………… 166
　6.6.3 リン酸カルシウム/コラーゲン ………………………………………… 167
　6.6.4 歯科分野で用いられる複合材料 ………………………………………… 168

7. 生体親和性

7.1 生体親和性の概念 ……………………………………………………………… 171
7.2 生体反応 ………………………………………………………………………… 173
7.3 免疫反応 ………………………………………………………………………… 180
7.4 生体由来材料 …………………………………………………………………… 182
7.5 生物学的安全性評価 …………………………………………………………… 184

引用・参考文献 …………………………………………………………………… 186
索引 ………………………………………………………………………………… 195

1 バイオマテリアルとは

1.1 バイオマテリアルの歴史的変遷

1.1.1 温故知新

　昔から，歴史は繰り返されるとよくいわれる。この言葉は，本来，社会的教訓を伴って使われることが多いが，科学の世界，特に材料学の世界にも当てはまる。仏教の世界に「輪廻」という思想がある。材料の発展をたどってみると，まさにこれらの言葉がよく当てはまる。

　人類は，石器時代から石を道具として生活し，土器や陶磁器をつくって生活に役立ててきた。火を使うようになった人間は，金属を溶かす方法を知り，金製品や青銅器が生まれ，やがて鉄器の誕生となる。皮肉なことに，これより血生臭い戦争の歴史が始まった。

　プラスチックが登場してきたのは20世紀の初めであり，まだわずか100年あまりの歴史しかない。にもかかわらず，プラスチックは地球の環境すら脅かすようになっている。本来，人類の生活を豊かにするようにとの思いで開発されたものが，われわれの生体へ影響を及ぼす恐れが懸念されるようになってきた。その意味からも，生体材料に対する理解と知識はきわめて重要である。

　このような安全と安心の観点から，元来，おもに工業用電子機器材料として利用されてきたニューセラミックス（ファインセラミックス）が，バイオマテリアル（生体材料）として注目されている。

　材料の歴史を振り返ってみると，まさに輪廻思想が当てはまる。再び新石器

時代を迎えようとしているといえよう（**図1.1**）。その意味で，われわれは材料開発にあたって，古に学ぶことが重要である。まさに温故知新である。

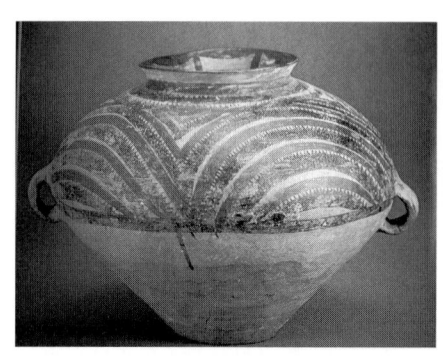
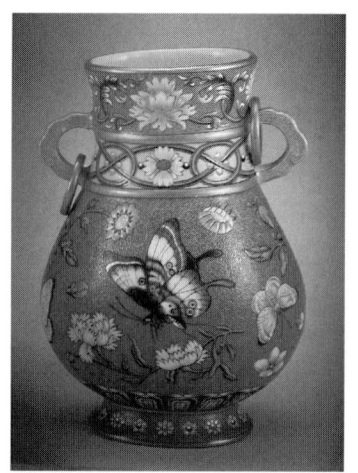

- 紀元前10000年〜　石器・土器，陶磁器（セラミックス）
- 紀元前5000年〜　金属
- 1900年〜　プラスチック
- 1970年〜　ニューセラミックス

図1.1　材料の歴史的変遷〔中華民国 国立故宮博物院のパンフレットより〕

1.1.2　バイオマテリアルの登場

すでに，エジプトで紀元前3000年頃には，歯科補綴が行われていたとの記録が残されている。恐らく，金を使った歯の修復治療が行われていたものと推測される。紀元前700年になると，エトルスカン（イタリアのエストニア地方，トスカーナ地方の古名）において，天然歯のブリッジが行われている。まさにバイオマテリアルのあけぼのともいうべき補綴物がいくつか発見されている（**図1.2**）。恐らく，歯周病（歯槽膿漏）によって抜歯を余儀なくされたのであろう。ただ，このような再植術により抜け落ちた歯が，再び機能していたか否かは定かではない。

バイオマテリアルとして注目すべきは「木床義歯」である（**図1.3**）。日本

1.1 バイオマテリアルの歴史的変遷

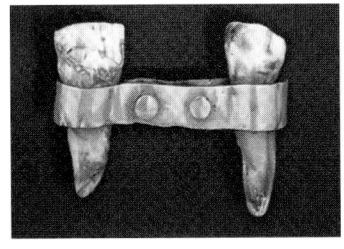

図 1.2 古代エトルスカンのインプラント〔The Gold Information Center：Man and his gold, New York〕

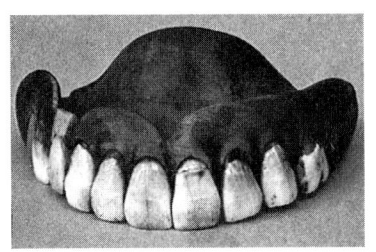

図 1.3 木床義歯〔中原　泉先生のご厚意による〕

には，昔から入れ歯師という専門職能人がいて歯科治療に貢献していた．人工歯は象牙や蝋石で，床は黄楊（つげ）の木でつくられ，口腔粘膜面への吸着は良好であったといわれている．

整形外科領域においては，すでに 1725 年にこの領域のバイブルともいうべき"Orthopaedic"が登場している．18 世紀後半にはフランス人陶工が人工歯を作成し（**図 1.4**），この技術が米国へと伝わった．日本では 1922 年（大正 11 年）に，松風陶歯（現在の株式会社松風）が当時としては大規模な工場を創業している（**図 1.5**）．

金属バイオマテリアルが本格的に医療の分野で使われ出したのは 20 世紀に入ってからであり，当初使用された金属材料はステンレス鋼（stainless steel）

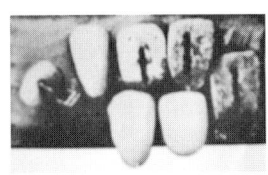

図 1.4 最初に考案された人工歯〔小森富夫，山田早苗：ポーセレン・ワーク，医歯薬出版（1967）〕

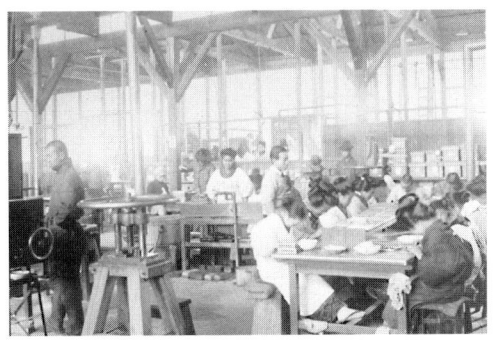

図 1.5 戦前の日本の陶歯工場風景〔株式会社松風のご厚意による〕

SUS 316L（steel-special use stainless）であった。ステンレス鋼とは，普通の炭素鋼に比較して特に耐食性に優れた特殊鋼の総称であり，18-8 ステンレス鋼（Cr 18％-Ni8％）が有名である。1938 年には，Strock（米国）によるVitalium®（Co-Cr-Mo 合金）が登場し，今日でも広く人工股関節をはじめとする各種バイオマテリアルとして利用されている。また，生体親和性金属材料として知られるチタン（Ti）は最もポピュラーであり，1967 年には，Linkow（米国）が人工歯根として用い，それ以降，Bränemark らにより幾多の改良がなされ今日に至っている。さらに 1962 年に Buehler によって，形状記憶合金として開発された Nitinol®（Ni-50at％ Ti）が超弾性効果も有することから，医療用にも応用されてきた。

　セラミックバイオマテリアルでは 1960 年代にアルミナ（Al_2O_3）が注目を集め，人工骨や人工歯根として使われた（図 1.6）。しかしながら，生体親和性が良好なリン酸カルシウム系セラミックスの登場により，しだいに影をひそめるようになった。当初登場したのがバイオグラス Bioglass®（$CaO-P_2O_5-SiO_2$）であり，生体親和性は良好であったがもろかったため，実際にはあまり使われなかった。その後，1970 〜 1980 年代には，数多くの焼結アパタイトが登場し

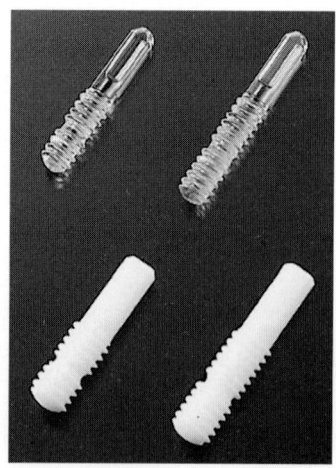

単結晶（人工サファイア）

多結晶（焼結体）

図 1.6　アルミナ単結晶および多結晶人工歯根
〔京セラ株式会社のご厚意による〕

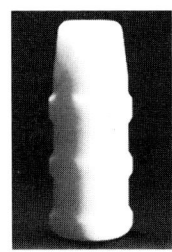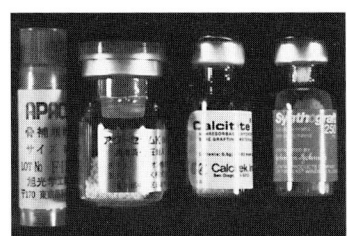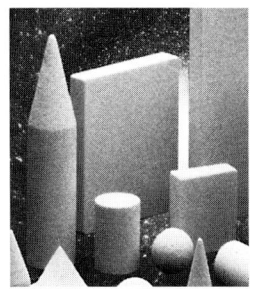

図 1.7　各種アパタイト人工骨材料〔HOYA 株式会社および住友大阪セメント株式会社のご厚意による〕

た（図 1.7）。

ブロックタイプから顆粒状タイプまで，さまざまな人工骨が生み出された。しかしながら，これらの焼結アパタイトもやがて代謝性に乏しいことから，使用が見直されることになる。それに代わり，多くの代謝性リン酸カルシウムが登場してくる。アパタイトや α-TCP, β-TCP, DCPD, OCP, TTCP といった素材が単独で，あるいは Ti のような金属材料表面にコーティングされることにより，骨との馴染みを良好にした多くのバイオマテリアルが開発された（図 1.8）。

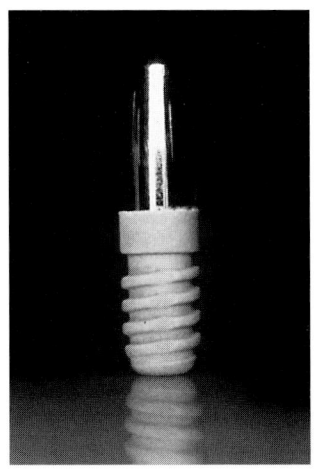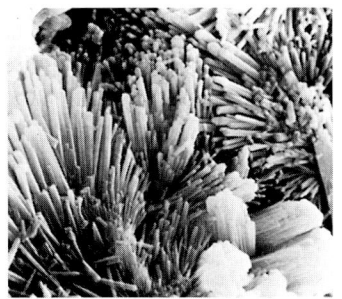

図 1.8　AQB® Implant System〔株式会社アドバンスのご厚意による〕

一方，これらの代謝性アパタイトと有機質コラーゲン，キトサン，ポリ乳酸などとの複合体として炭酸アパタイト・コラーゲンスポンジが試作された（図1.9）。その後，組織工学の登場により，これらの材料は骨芽細胞の侵入を容易にするため，ポーラスに改良された（図1.10）。

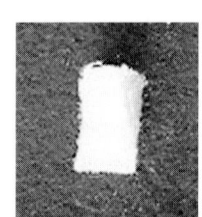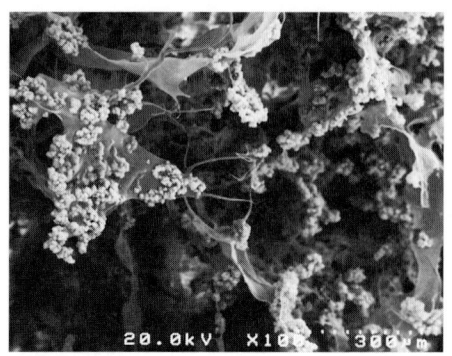

図1.9　炭酸アパタイト・コラーゲンスポンジ

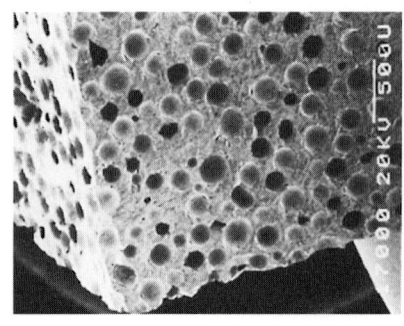

図1.10　ポーラス焼結アパタイト人工骨ボーンセラム〔住友大阪セメント株式会社のご厚意による〕

高分子材料の歴史は，せいぜい百数十年といったところであろうか。ところが，これほど生活に密着している材料は少ないかも知れない。高分子化学は第二次世界大戦後，日本の先導的研究で発展してきた感がある。高分子は，結晶性の度合いから分類すると（図1.11），繊維，プラスチック，ゴムに分類される。合成高分子は，石油原料に負うところが多く（図1.12），日本の高度成長を支えてきた原動力でもある。なかでも，エチレン $CH_2=CH_2$ は，その根幹をなす代表的な原料モノマーである。ここから，数知れない多くの高分子材

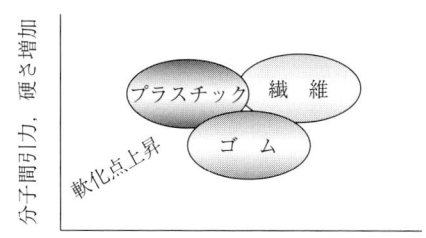

図 1.11 高分子材料の分類

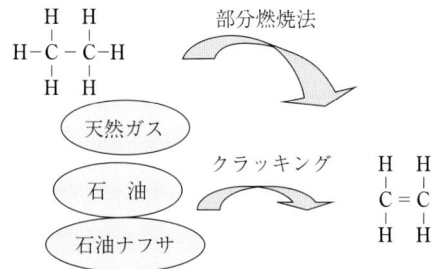

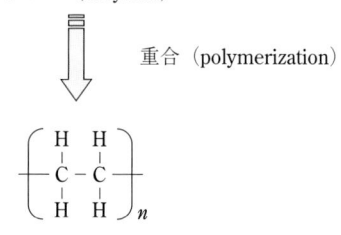

図 1.12 ポリエチレンのできるまで

料がつくられてきた。

　ポリエチレンそれ自体が，日常生活に溶け込んでいる。また，人工股関節のソケットのように医用材料として用いられている。ポリメチルメタクリレート（PMMA）は，有機ガラス Plexiglas® として 1930 年代にドイツで開発され，歯科用レジン（プラスチック）や，ハードコンタクトレンズ用材料として長く使われ続けている。この PMMA は，もともと戦闘機のフロントガラス用に開発されたというから皮肉である。

一方，20世紀後半，いち早く医療用として幅広く用いられるようになったのがシリコーンであり，用途によって数多くの種類のものが存在する。高分子バイオマテリアルとしては，人工血管から人工皮膚，人工耳介，人工乳房といった人工臓器や軟組織代替材料として現在の医療に貢献している。

1.2 バイオマテリアル研究登場の機運と背景

1960年代後半，ソ連と米国との冷戦が少し和らぎ，両国が宇宙開発競争に凌ぎを削っているとき，宇宙から帰還した宇宙飛行士の発した「青い地球」という言葉が，その後の世界を大きく変えることになる。それは生命科学の誕生であった。それまで，あまりにも莫大な予算が宇宙開発競争につぎ込まれ，国家予算を圧迫するようになってきていた。一方，世界には貧困や戦争で飢えに苦しむ人々が後を絶たない。地球の緑は，無残にも伐採され地球環境は侵されようとしている。もう少し，地球そのものを，われわれの生活そのものを見つめ直すことが必要であるとの機運が盛り上がってきていた。そのような状況から，将来のビジョンとして浮かび上がってきたのが生命科学だったのである。そのなかで，大きく発展していくことになる分野が医用工学と細胞工学であった（**図 1.13**）。

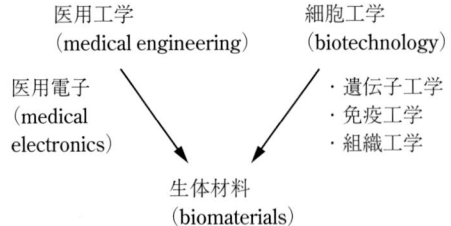

図 1.13 生体材料の生い立ち

バイオマテリアルの定義は，1974年，第6回国際バイオマテリアル学会において，「生体材料とは，生体組織のなかに移植されたり，あるいは接触した場合に，組織学的，薬理学的に不活性な物質のこと」との表現が基準となっているが，最近の組織工学の登場により，その再定義も必要になりつつある。と

りわけ，従来は半永久的な使用を中心に考えられていた生体材料も，代謝性を重視した考えに変わりつつある．特に，細胞の増殖の足場という発想で登場してきたのが"スキャフォールド"という概念である．

1.3 バイオマテリアルの分類と用途

バイオマテリアルは生体に接触する物質ということであるが，生体由来材料との混同には注意が必要である．一般的に生体，すなわち血液をはじめとする体液，上皮，結合組織などの軟組織や，歯，骨のような硬組織と直接接触する物質がバイオマテリアルであるが，それらのなかでも，損傷器官の治癒までの一時的なつなぎ，あるいは損傷器官の半永久的代行として用いる人工臓器用素材のことである．

1.4 バイオマテリアルと人工臓器

1.4.1 人工臓器の概念

肝心要(かんじんかなめ)という言葉があるように，五臓六腑はわれわれの生命を維持するうえできわめて重要な臓器であった（**図1.14**）．修復不能になったり病変に陥った生体臓器を，人工臓器または移植臓器によって置き換える治療を置換外科（replacement surgery）という．

移植臓器の利用にあたっては，ドナー（提供者）の問題があるため，一定の限界がある．ただ，免疫抑制剤の開発により，他家移植も画期的に進むようになった．また，ブタのようなヒト以外の動物臓器を利用しようとの発想も登場し，倫理問題がクローズアップしてきている．さらに，最近の細胞工学，組織工学の発展により，胚性幹細胞（ES細胞）の培養が可能となり，臓器移植も複雑な様相を呈するようになってきた．人工臓器としては，実際に実用化して広く使われているものは，人工腎臓と手術時に補助的に使われている人工心肺に限られる．

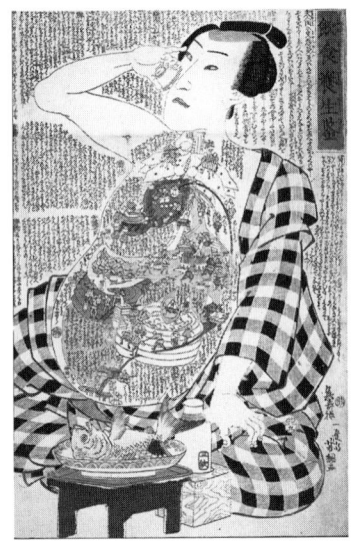

五臓六腑とは，心・肝・脾・肺・腎の五臓と，大腸・小腸・胆・胃・三焦・膀胱の六腑を指す。また，三焦とは消化吸収および大小便の排泄をつかさどる

図 1.14 昔の内臓浮世絵

かつて，サイボーグ (Cyborg) という言葉がさかんに用いられた。これは，生体と機械との有機的結合体という意味で，Cybernetic Organism の略称である。この表現も，組織工学の登場により少々古くなった感があるが，現実の生体機能の回復という意味では捨てたものではない。

1.4.2 人 工 心 臓

心臓の働きが低下したり停止すると，人工心臓が必要となる。これまでの数多くの研究者が人工心臓の長期駆動を目指して凌ぎを削ってきた。一般に，心臓死を分けると，不整脈死と循環不全死が挙げられる。不整脈死に対しては，除細動装置や人工ペースメーカが活躍している。一方，循環不全死に対しては，一時的には補助循環 (assisted circulation) 装置が用いられるが，長期的には完全人工心臓が必要となる (**図 1.15**)。ここで，補助人工心臓の場合を VAS (ventricular assist system)，全置換型人工心臓の場合を TAH (total artificial heart) と呼ぶ。全置換型人工心臓は，これまで数例が試みられてきたが，まだ満足のいくような人工心臓は完成されていない。というのも，以下

1.4 バイオマテリアルと人工臓器　11

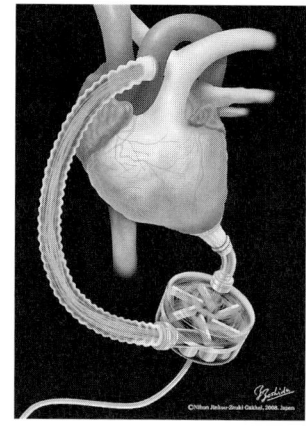

図 1.15　人工心臓の一例〔日本人工臓器学会 編：人工臓器イラストレイテッド，p.18，はる書房（2007）〕

に示すような未解決の重要な課題が残っているからである。
① ハウジングバイオマテリアルの生体親和性の問題
　・血栓形成
　・石灰の沈着
　・パヌス形成（結合組織の異常増殖）
② 血液ポンプの超小型化と耐久性
③ エネルギー源の供給方法

これらの問題がすべて解決されない限り，全置換型の体内型人工心臓の完成は望めない。バイオマテリアルの生体親和性に対する概念の確立と対策が望まれる。

1.4.3　人 工 腎 臓

現実に最も普及し貢献している人工臓器は，透析型人工腎臓といえよう。第二次世界大戦後期から始まったとされている人工腎臓は，当初，兵隊の治療に使われていた。Kolff 先生が開発したもので，セロファンチューブをぐるぐる巻きにして，透析液の入ったタンクにつけたものである。それ以降，多くの改良が加えられ，積層型からホローファイバー型へと変化を遂げ，透析膜もセロファンの一種であるキュプロファン膜からアセチルセルロース膜へと改良され

ていった(**図1.16**)。さらに，限外濾過型人工腎臓や活性炭を利用した吸着型人工腎臓の研究も続いている。今後は，携帯型の小型人工腎臓の開発が期待される。

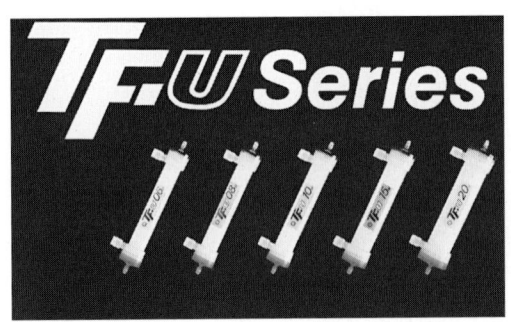

図1.16 ホローファイバー型透析器〔帝人ファーマ株式会社のご厚意による〕

1.4.4 その他の人工臓器

人工肺は，もっぱら心臓手術時のガス交換装置としての人工心肺装置が使われている(**図1.17**)。酸素と血液との直接接触による気泡型や膜を介した気液接触による膜型人工肺がある。人工胃や人工肝臓，人工膵臓の研究も行われているが，実用化には至っていないのが現状である。

コーヒーブレイク

ブラック委員会

真意は確かでないが，人工腎臓が開発されて間もない，世界に数台しかなかった頃の話である。多くの人々が治療を希望して殺到した。老若男女，人種，貧富の違いがあるなかで，いずれを優先するのか困り果てて「ブラック委員会」という非公開の委員会が結成されたと聞く。結局のところ，この委員会では結論が出ず解散となった。「人の命の尊さ」を問いかける貴重なエピソードである。

1.4 バイオマテリアルと人工臓器　　13

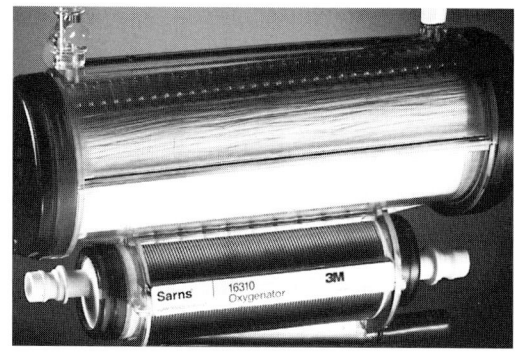

図1.17　熱交換型人工肺〔テルモ株式会社の
　　　　ご厚意による〕

1.4.5　人工軟組織および人工硬組織

軟組織代替材料としては，コラーゲンや高分子材料のほかに培養皮膚の研究がさかんで，熱傷などの治療におおいに貢献している。一方，硬組織代替材料

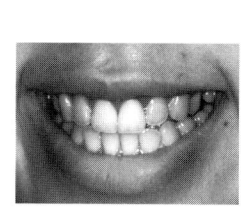
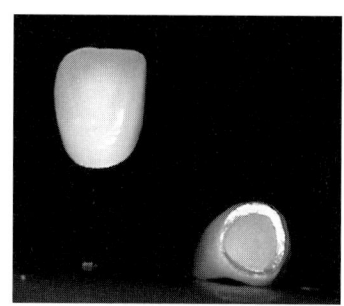

（a）　セラミッククラウン（日野，松尾氏のご厚意による）

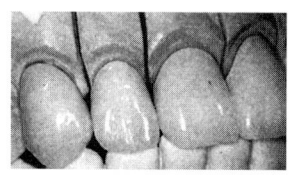
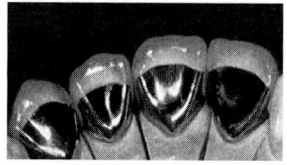

（b）　メタルボンド

図1.18　セラミッククラウンおよびメタルボンド〔竹花庄治
　　　　ほか：歯科技工別冊，陶材，医歯薬出版（1979）〕

としては，一般の歯科材料ならびに後ほど詳しく紹介するセラミックバイオマテリアルが活躍している。セラミックスは化学的安定性に優れ，力学的強度，審美性，耐熱性といった優れた性質を有することから，数多くの歯科材料素材として利用されてきた（**図 1.18**，**表 1.1**）。石膏や埋没材は，補綴物を作製する過程で不可欠な材料であり，口腔内に挿入する材料ではないが，最終的な補綴物の寸法精度に多大の影響を及ぼすため，それらの物性を把握することは，歯科医や技工士にとってきわめて重要であり，歯科理工学の教授要綱でもコアーの項目に該当する。

表 1.1 各種歯科材料素材としてのセラミックス

直接口腔内に適用されるもの	
陶　材	長石・石英・アルカリ成分からなるセラミックス粉末を水で練り築盛したのち，焼成して補綴物を製作する。アルミナ，リューサイト，ジルコニアといった高強度のセラミックスを導入したものもある。金属クラウンの表面上で焼成したものを金属焼付陶材（メタルボンド）と呼ぶ。
セメント	無機のリン酸亜鉛セメントが主流であったが，最近ではアイオノマーセメントのような有機セメントも活躍している。
コンポジットレジン	保存修復材料の主流で，有機マトリックスとシリカのような無機フィラーを混合したペースト状のもので，最近では光重合型のものが多い。
キャスタブルセラミックス	鋳造可能なセラミックスとして注目されている。金属のようにマージン部を薄くできないのが難点である。
マシナブルセラミックス	マイカのような快削性素材を含有させることにより，機械加工可能なセラミックスとして CAD-CAM に利用されつつある。
インプラント用セラミックス	アルミナや結晶化ガラス，リン酸カルシウム系セラミックスを単独で焼結したものや，Ti 表面にコーティングすることにより生体親和性を高めたものがある。
間接的に補綴物製作過程で用いられるもの	
石　膏	模型材やレジン重合用埋没材として利用されている。用途により普通石膏，硬石膏，超硬石膏がある。
埋　没　材	鋳造用鋳型材で，石膏とシリカを混合したものや，高温用のリン酸塩系埋没材などがある。

1.5 バイオマテリアルの目指すもの

　組織工学の登場により，人工臓器に対する考え方も大きく変わろうとしている。組織工学とどのように連携していくのか。以前は，人工材料としてのバイオマテリアルを使って，いかにして生体組織や臓器を代行するかが重要な課題であった。しかしながら，再生医療が現実味をおびている今日，組織や臓器の再生・機能回復に人工臓器やバイオマテリアルがいかに貢献し得るかが問われている。半永久的使用を目指す従来の発想から，細胞を利用した組織再生にいかにバイオマテリアルが融合するか，あるいは細胞とのハイブリッド人工臓器を開発するかも今後の課題である。しかも，患者にとって安全・安心の生体親和性材料とはどうあるべきか。生体組織そのものの進化論的考察も必要といえようか。硬組織を例にとれば，われわれの死後，何万年も，いや何億年も残る。この不思議なCaとPからなるアパタイトは，いつ頃から誕生したのであろうか。まず，CaとPが骨格として選ばれたことからして驚異である。材料科学的に見て，セラミックスの歴史は古い。ホモサピエンスの登場以来，われわれの日常生活に欠かせない生活用品として，また，心の「和み」として，芸術作品としての多くの陶磁器がつくられてきた。その化学的安定性ゆえに，セ

コーヒーブレイク

ハイドロキシアパタイトと炭酸カルシウムの混晶

　シドニーにあるオーストラリアン博物館であったと記憶しているが，世にも不思議な混晶を見つけた。炭酸カルシウムの中からハイドロキシアパタイトの単結晶が，にょきりと顔を出している姿である。不思議でたまらなかったので，いろいろ調べたがわからなかった。忘れかけた頃に，何気なくふと本屋で見つけたのが参考文献1)に記載した「岩石鉱物」である。目から鱗が落ちたような感じで，しばし呆然とした。崇高な自然がなせる技とばかり思っていた答えは，海鳥の悪戯？　であった。鳥の糞により海辺にあったサンゴ礁の炭酸カルシウムが一部溶かされ，糞に含まれたリン酸が作用してハイドロキシアパタイトが再結晶化したのであった。

ラミックスが骨格素材として選ばれたのかも知れない。

　いずれにせよ，エレクトロニクスの急速な発展に伴い，ファインセラミックス（ニューセラミックス）が脚光を浴び，それとともに硬組織代替材料としてのセラミックバイオマテリアルも非常に注目されている。バイオマテリアルは人の生命を支える材料であるから，その研究開発にあたっては，使う患者の「人生観」に配慮した製作コンセプトが求められようとしている。

1.6　バイオマテリアルの課題

　組織工学による再生医療には，細胞やサイトカインに加えて，スキャフォールドとしてのバイオマテリアルの存在は欠かせない。特に，細胞の3次元培養が可能な多孔性のスキャフォールドバイオマテリアルが期待されている。例えば，骨アパタイトに類似した結晶性と組成を有する炭酸アパタイトの合成を行い，得られた粉末結晶試料をコラーゲン溶液と混合し，凍結乾燥するとスポンジ状スキャフォールドができる。また，ポーラスなアパタイト円筒状フレームを作成し，スポンジとハイブリッド化すると，生体骨の緻密骨と海綿骨に類似した構造をもつ人工骨ができあがる。ここへ血管新生因子や骨増殖因子のようなサイトカインを導入することにより，生体模倣の人工骨の創製も可能となる（図1.19）。一方，幹細胞の研究が進み，従来の発想とは逆の通常細胞から万能細胞を生み出すことのできる画期的なiPS細胞の培養も可能となってきた。

　ただ，現在の代謝性硬組織バイオマテリアルでは，解決しきれていない課題が残っている。それは，歯科領域，整形外科領域を問わず，大きな欠損部位や大きな力学的応力のかかる部位の治療である。特に，歯冠修復としての歯科補綴材料は，歯質エナメル質が代謝性を有しないだけに，今後も歯科領域で重要な人工材料であり，一方，人工股関節のような整形外科材料は強靱な力学強度を必要とするだけに，材料学的に見てますます注目されていくものと思われる。この点に関して，高強度の金属や靱性の高いセラミックスと骨の再生を目的とした組織工学的材料・手法との連携・融合が重要となろう。

1.6 バイオマテリアルの課題

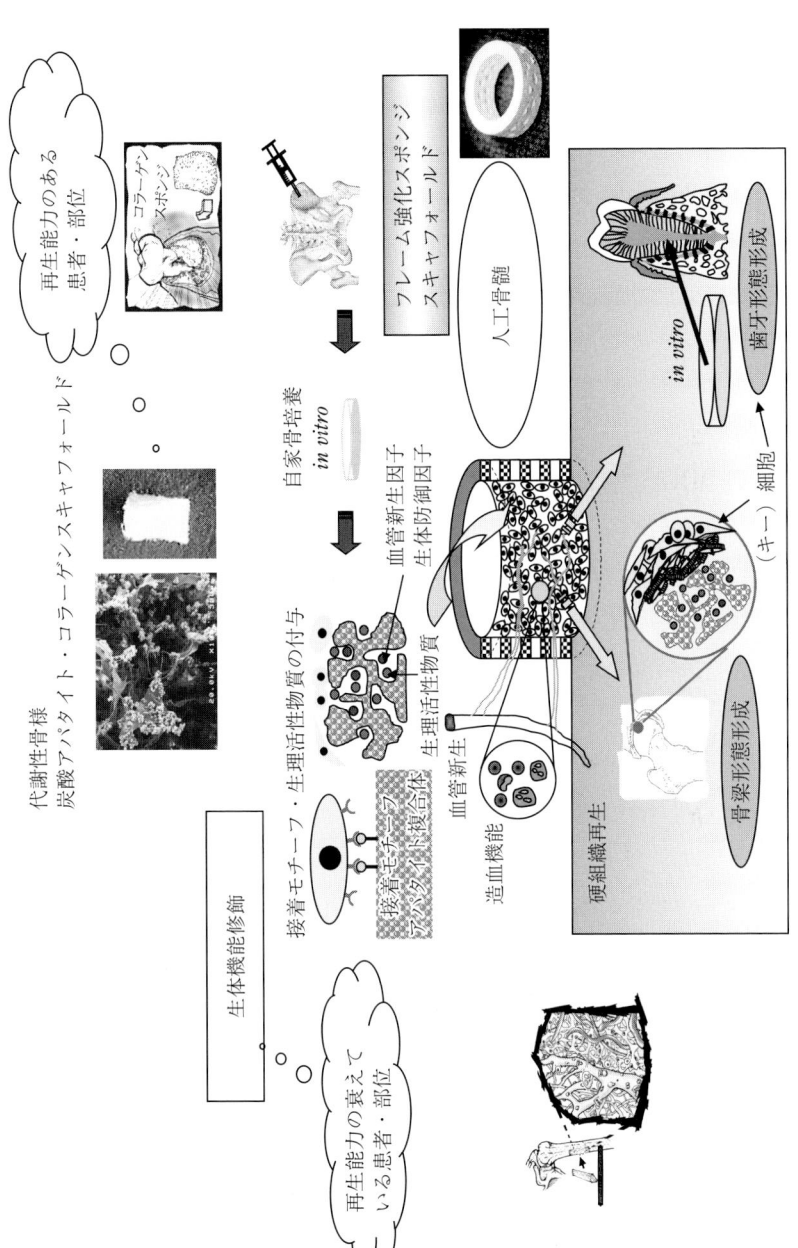

図 1.19 高機能性スキャフォールド概念図

2 セラミックスの科学

2.1 セラミック材料の概観

　セラミックスの語源はギリシャ語の「keramos」で，新英和大辞典（研究社）によれば"made of earthware"とある．古代より土塊を焼き締めて（焼成）あるいは溶融して，形あるもの，あるいは道具や容器として用いられてきた．陶磁器は伝統的セラミックスの代表例である．しかし，高純度原料の利用，最適温度制御・雰囲気制御により，結晶粒子サイズなどもその使用目的に合わせて厳密に制御されるなど，最先端の工業製品として高度の発展を遂げた．その結果，われわれの目に直接触れることはほとんどないが，セラミック素子やデバイスの恩恵を受けずに暮らすことはできない．セラミックバイオマテリアルもその一つである．以下，セラミックス全体を見わたして，そのなかでセラミックバイオマテリアルの置かれている立場を確認しておく．以降，単独の場合はセラミックス，形容詞的に用いる場合にはセラミックとした．

　〔1〕**伝統的セラミックスと先端セラミックス**　1970年代にはファインセラミックスなる日本語が発明されたが，現在の電子機器あるいは生体材料として用いられているセラミックスは，ニューセラミックスという．**表2.1**は伝統的セラミックスとニューセラミックスとをいろいろな角度から比較したものである．基本的に，前者は地表近くの鉱物をそのまま混合して焼成するのに対し，ニューセラミックスはすべての面で人の手で精密に制御されたものということができる．

2.1 セラミック材料の概観

表 2.1 伝統的セラミックスとニューセラミックス

比較因子			伝統的セラミックス	ニューセラミックス
原料	純度		低い	高い
	粒径		雑多 (cm〜μm)	超微粒子, μm, 計算された粒度配合
	組成		地殻鉱物と類似	単純酸化物, その計算された混合 希少元素
成形方法			手捻り, ろくろ	泥漿鋳込み, ドクターブレード
作成手法	特殊			気相法 (CVD, PVD, 電子ビーム蒸着) ゾル－ゲル法
焼成条件	温度		<1300℃	〜1800℃, 複雑な温度スケジュール
	雰囲気		酸化炎・還元炎	Ar, N_2, 調整された酸素分圧, 真空 加圧 (静水圧ホットプレス：HIP)
	加熱		窯業炉加熱 炎 (薪, ガス), 電気	電気, 電磁波加熱
生成物	組成		地表粘度に類似	単純酸化物, 計算された結晶格子構造, イオン置換 非天然結晶 (窒化物, 炭化物, 硼化物)
生成物組織	粒径		雑多	制御
	粒子の配向		無頓着	制御
	粒界		無頓着	不純物混入効果の利用
	気孔		無頓着 (好まれる)	100％緻密化の努力, 制御 (細胞サイズ)
要求特性			基本機能, 芸術性	高機能電気・磁気特性, 高強度

　セラミックスは，一般には酸化物系の結晶質および非晶質固体材料を指すが，表 2.2 に示すように，酸化物イオンと，それ以外の陰イオン，例えばフッ化物イオンや窒化物 (N^{3-}) イオン，炭化物イオン (C^{4-}) を構成陰イオンとするもの，あるいは窒化物や炭化物など，非酸化物系固体材料をも包含する，広範な領域の固体材料をいう。フッ素化アパタイトまたはそれを含むガラスセラミックス，あるいはサイアロン (Si-Al-O-N 系固体) がその例である。

　以下，ニューセラミックスの代表例と関連する生体材料の例を挙げ，簡単に説明を加えた。

〔2〕**通常酸化物群**　このグループは，電気・電子セラミックス，光機能材料，高化学的耐久性材料，あるいは高強度材料などとして開発されてきている。単純な組成の酸化物のうち，Al_2O_3，ZrO_2，TiO_2，SiO_2 などは，アルミナ (alumina)，ジルコニア (zirconia)，チタニア (titania)，そして，シリカ

表2.2 ニューセラミックスのいろいろ

結晶性固体			
	酸化物	単独酸化物	Al_2O_3, ZrO_2 (Al-, Y-安定化型), ハイドロキシアパタイト, TiO_2, SiO_2, Ta_2O_5, UO_2
		複合酸化物	スピネル系磁性酸化物群（フェライト, $LiMn_2O_4$）, ペロブスカイト系酸化物群（チタン酸バリウム, PLZTなど）, $FeTiO_3$（Al_2O_3に類似）, $LiNbO_3$, $LiCoO_2$
		ケイ酸塩系	β-ウォラストナイト（$CaSiO_3$）, $MgSiO_3$, Mg_2SiO_4, $Li_2O\cdot 2SiO_2$, Cerabone®（A-W GC®）
		アルミノケイ酸塩	雲母, リューサイト（$Li_2O\cdot Al_2O_3\cdot 4SiO_2$）, コーディエライト, Bioverit®, Ceravital®
	非酸化物系		
		窒化物	AlN, TiN, Si_3N_4
		炭化物	SiC, TiC, WC
		ホウ化物	
	複合系		
		サーメット	Zr-ZrO_2, Ni-ZrO_2
非晶質固体			
		ガラス	Bioglass®
		ハイブリッド	有機-無機複合系
		アモルファス	アモルファスSi

(silica) などと呼称される．アルミナとジルコニアは人工歯冠の材料として近年注目されている．チタニアやシリカは，その水和物が体内のようなある特殊な条件下で，骨類似の組成と構造をもつアパタイト層を自発的に析出することが知られている．骨代替あるいは骨修復材料を検討する際には重要な成分である．チタニアは紫外線吸収性微粒子として，あるいは超親水性膜としての用途がある．シリカやジルコニアなどの微粒子は，医療用セメントの骨材（フィラー：filler）として有用である．

電気碍子などには Mg_2SiO_4 や $MgSiO_3$ が重用される．コーディエライト（$Mg_2Al_4Si_5O_{18}$）は，熱膨張率が小さく熱衝撃（温度の急変）によく耐えるので，自動車の排ガス触媒単体などとして用いられる．

また，一度溶融してガラス化したあと，それを加熱処理して結晶化した材料

（結晶化ガラス，またはガラスセラミックス）が，生体材料としていくつか臨床応用されている．表2.2のアパタイトとβ-ウォラストナイト（wallastonite）は，アパタイトとともにガラスセラミックス Cerabone® を構成する主たる結晶である．$Li_2Si_2O_5$，フッ素含有雲母，リューサイトなどはその人工歯冠・人工骨代替用ガラスセラミックス Bioverit® や Cerativa® の析出結晶相である．

〔3〕**電子セラミックス群** 高誘電率のチタン酸バリウム（$BaTiO_3$），自発磁化をもつフェライト（例：Fe_3O_4），リチウムイオン電池のカソード材料である $LiCoO_2$ がこれらの重要なメンバーである．$BaTiO_3$ の派生体，強誘電性の $(LaPb)(ZrTi)O_3$，$LiNbO_3$，あるいは $BaTiGe_2O_8$ などは，電気信号と光信号の変換に関与する重要なセラミックスである．$(La, Sr)MnO_3$ や $(La, Sr)Co_2O_4$ などは電子電導性で，固体燃料電池のカソードへ応用され，現在，イオン置換した多くの材料が検討されている．

〔4〕**特殊セラミックス** 核燃料の UO_2 を例に挙げる．ペレット状に焼成・加工したものを金属チタンのパイプに詰めたものが核燃料棒である．

また，溶鉱炉など高温プロセスに用いる溶業炉用の耐火物は，日頃目にする赤レンガなどとは似ても似つかぬもので，粘土をそのまま焼成したようなものも一部には存在するが，ほとんどすべてはニューセラミックスと呼ぶにふさわしい設計された組織と組成をもつ．

〔5〕**非酸化物系セラミックスと金属との複合体（cermet）** 窒化物（nitrides），炭化物（carbides），ホウ化物（borides）が非酸化物系の代表である．陰イオンの原子価が -3 または -4 と大きいため，金属陽イオンとの結合がきわめて強い．このため，高温用構造材や研削用刃物として利用される．しかし，その結合様式もほとんど共有結合性であることから，原子の固体内の移動が起こりにくく，焼結を促進する焼結助剤（例：Y_2O_3 など）の添加が必要である．その助剤の選択によってセラミック製品の特性も左右される．

窒化ケイ素（Si_3N_4）は耐衝撃性も大きく硬いので，ボールベアリングや切削工具として多用される．炭化ケイ素（SiC）は，最も身近ではサンドペーパーの粒子として用いられている．工業的にもこのような研磨・サンドブラス

ト材へ応用されている。高温強度・耐熱衝撃性・熱的安定性・耐火度が大きい。このため，内燃機関のターボチャージャー回転子やガスタービンブレードとしての用途が検討された。しかし，高温・高湿度の燃焼ガスで酸化されて単なる SiO_2 になると，特性の劣化が避けられず，耐衝撃性や破壊靱性に乏しいことから，商業的には成功していない。SiC はダイヤモンドと同じ構造の立方型と，正六角柱構造の六方型の基本構造があって，それらのブロック層の繰り返しで多用な構造ができる。金属とセラミックスとの接合界面の研究から，金属とセラミックスとの複合体（composite）であるサーメットが生まれた。金属とセラミック粉体を加圧焼成して作製され，両者の性質を併せもつものと期待される。セラミックの耐摩耗性と金属の高強度性を両立させれば，人工大腿骨システムの骨頭に用いることもできる（例：$Zr-ZrO_2$）はずである。燃料電池のアノードは，電子電導性と酸化物イオン伝導性の多孔質サーメット NiYSZ（YSZ：Y- 安定化 ZrO_2）である。

〔6〕 **非晶質系材料** ガラスは常温では固体であるが，～500°C 程度に少し加熱すると流動しやすくなるので成形が容易である。ガラスはまた，多くの酸化物をよく溶かし込むので性質の制御が容易である。Bioglass® は骨修復や人工内耳材として臨床応用されている最もよく知られているガラスである。

生体材料には，制御された生体内反応性・化学的安定性や，薬剤の運搬などの特殊な機能も求められる。結晶性材質は，薬剤などの巨大物質をその格子内に含めることはできないので多孔質化する必要がある。有機－無機複合系は，ゾル－ゲル法などの手法で溶液系から出発してゼラチンやコラーゲンなどと Si-O 結合を含む無機系物質との複合体としたものである。このため，きわめて柔軟な固体が得られ，構造中に薬剤などを含ませることもでき多孔質化も容易なので，気孔内に薬剤を坦持し細胞培養も可能である。

2.2 セラミック材料の構造

生体材料に限らず，材料を利用するとき，あるいは研究開発に向かうとき，

その構造や性質・特性をよく認識しておかなければならない。特に，生体材料に関しては人の健康・生命にもかかわることであるため，十分な理解が求められる。以下に，セラミックスの構造とそれを構成する結合について簡単に紹介する。

2.2.1 化学結合から見たセラミックス

物質の化学的特質を左右する因子の一つは化学結合の様式である。**図2.1**は，金属結合・イオン結合・共有結合と，分子間力・ファンデルワールス（van der Waals）力などを含む弱い相互作用を正四面体の各頂点に位置付けたもので，いくつかの物質をそのなかに配置してある。グラファイトは，C-Cの共有結合で大きな層を形成し，同時にそれらの層は分子間力で結ばれる。周期律表上で半金属に分類される As は，金属結合と共有結合の中間的結合といえよう。SiO_2 と Al_2O_3 とを比較すると，Si-O 結合は Al-O 結合に比較して，より共有結合性に富み，Al-O 結合はよりイオン結合性で，Mg-O 結合はさらにイオン性が高い。

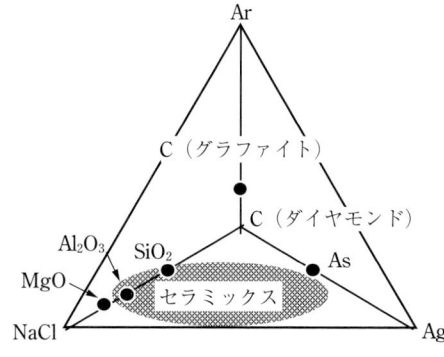

NaCl，Ag，C（ダイヤモンド），および Ar は，それぞれイオン結合，金属結合，共有結合，および分子間力やファンデルワールス力が働く代表的な物質の例である。セラミック材料の結合とその様式は，表示の領域に分布する

図2.1 化学結合の様式を正四面体で表現した図

2.2.2 原子配列構造

酸化物内の金属-酸素間の相互作用はイオン性が大きいので，基本構造はいくつかの種類の球が規則的に充てんしたものと考えてよい。1種類の球の規則的充てん体の構造は，5種類の平行六面体と，4枚の同じひし形で囲まれる菱

面体，および正六角柱型立体の7種類に必ず分類できる。また，立体の中心（体心）や面の中心（面心）に原子（球）が配置される場合を考えても，14種類の格子（これらを Bravé 格子と呼ぶ）しかないことが証明されている。そのような格子に球状の原子やイオンを配置すると，隙間ができる。その隙間を取り囲む格子点だけを結ぶと，球の配列格子と類似のとても対称性に富んだ立体が浮かび上がってくることがある。

　それらの格子構造のうち，最も充てん率が高い構造，すなわち最も緻密な充てん様式は2種類あり，それぞれ立方最密充てん構造（cubic closest packing：ccp）および六方最密充てん構造（hexagonal closest packing：hcp）という。いずれの最密構造も粒子が正三角形型に緻密に配列した最密充てん層の規則的スタッキング（積層）構造である。

　一方，**図2.2**（a）は面心立方格子（face centered cubic lattice：fcc）を体対角線の方向から眺めた様子を表している。立方体の8個の各頂点と6個の面心位置に同じ球が存在する。面心位置の粒子にはハッチをつけた。それらを含む粒子面 $\varDelta$A は最密充てん層で，面心の3個の粒子と，頂点の粒子（◎）とで，正四面体を構成している。$\varDelta$B は，$\varDelta$A と等価の最密充てん層であるが，

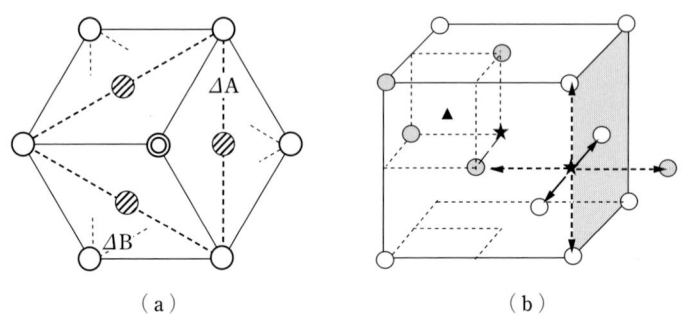

（a）　　　　　　　　　　　　（b）

図（a）：立方最密構造と等価であることの証明。図（b）：面心立方格子構造のt型隙間（▲）は8個の小立方体の体心の，o型隙間（★）は12本の陵の中心と，大立方体の体心の位置である。最小限の図形要素を書き込んでいる。t型隙間はハッチを入れた4個の面心粒子に囲まれ，o型隙間は矢印で示した6個の粒子に囲まれている

図2.2　面心立方格子構造

ハッチの面心位置の粒子が層Bの3個の粒子とともに正四面体を構成している。すると，体対角線の両端に位置する，粒子（◎）を含む2枚の最密充てん層の下に，充てん層Aと充てん層Bが挟まれている構造である。すなわち，この面心立方格子は立方最密充てん格子と等価である。

図2.2 (b) に示すように，fcc格子には全部で8個の正四面体型の隙間（t型隙間）と，4個の正八面体型の隙間（o型隙間）があることがわかる。酸化物イオンは，例外もあるが普通，金属陽イオンよりも大きいので，その規則的な充てん構造または格子には，小さな陽イオンを受け入れることができる隙間が規則的に分布しているとみなすことができる。金属陽イオンの配列格子を先に考えると，ちょうどその逆のことが起こるはずである。

このような観点から，上のセラミック材料のうち，比較的単純なものの構造を見直してみたのが**表2.3**である。酸化物イオンの充てん格子から眺めると，CaOとペロブスカイトやルチルは近い親戚であるが，ホタル石型のThO_2とは遠い親戚といえよう。また，よく似た一般式のスピネル（$MgAl_2O_4$）とMg_2SiO_4を比べると，酸化物イオンの充てんがccpからhcpに変わるだけで，2価イオンの酸化物配位数が異なる。

2.2.3 縮合型ケイ酸塩とリン酸塩系酸化物

リン酸三石灰（$Ca_3(PO)_2$ (tricalcium phosphate：TCP)）やハイドロキシアパタイト（$Ca_5(PO_4)_3OH$, (hydroxyapatite：HAp)）はセラミックバイオマテリアルとして重用されている。そのほかにも多くのリン酸塩やケイ酸塩が各方面で利用されている。それらの結晶は，SiやPを中心にもつO_4正四面体（通常これらをSiO_4あるいはPO_4四面体と呼ぶ）単位が重合してできた，＞Si-O-Si＜または＞P-O-P＜結合骨格をもつ巨大な無機高分子イオンから構成されている。名前のとおり「酸の塩」とは，＞Si-OHや＞P-OHと塩基性物質との反応生成物を意味する。したがって，この無機高分子イオンは，＞Si-OHや＞P-OH間の重合によるとみなし，縮合ケイ酸塩あるいは縮合リン酸塩と呼ぶ。実際の酸化物系では，＞Si-O⁻…Na⁺のように，＞Si-O⁻の負電荷を

表 2.3 簡単な酸化物の結晶格子の特徴

結晶	陽イオン格子	陰イオン格子	陰陽イオンの配置・配位など
MgO, CaO など (NaCl型)	fcc	fcc	AO_6, OA_6 A (O) は O (A) の fcc 格子のすべての o 型隙間を占有
ZnO (ZnS型)	fcc	fcc	AO_4, OA_4 A (O) は O (A) の fcc 格子のすべての t 型隙間の1/2を占有
ThO_2, UO_2 (ホタル石 (CaF_2) 型) ZrO_2 はひずんだホタル石型構造	fcc	sc (単純立方格子)	AO_8, OA_4 A は O の sc 格子のすべての正六面体型隙間 (体心位置) を占有 O は A の fcc 格子のすべての t 型隙間を占有
Li_2O, Na_2O など (逆ホタル石型)	sc	fcc	AO_4, OA_8 上のホタル石型と,陰陽イオンの位置がちょうど逆の関係
$ZnFe_2O_4$ など ($A^{II}B_2^{III}O_4$) スピネル ($MgAl_2O_4$) 型		fcc	BO_4, AO_6 陽イオン A は O の fcc 格子の t 型隙間の1/8,陽イオン B は o 型隙間の1/2を占有
$NiFe_2O_4$ など ($B^{III}(A^{II}, B^{III})O_4$) (逆スピネル型)		fcc	BO_4 (A, B), O_6 陽イオン A は O の1/2 は O の fcc 格子の t 型隙間の1/8,陽イオン B は o 型隙間と t 型隙間の1/4ずつを占有
C (ダイヤモンド)			ZnO (ZnS型) の2種のイオンをすべて炭素 (C) としたもの
高温型クリストバライト (SiO_2)			AO_4, OA_2 ダイヤモンドの C-C 結合をすべて Si-O-Si 結合で置き換えたもの
Leucite ($K_2O \cdot Al_2O_3 \cdot 4SiO_2$), 長石 ($K_2O \cdot Al_2O_3 \cdot 6SiO_2$) など網目型アルミノケイ酸塩			SiO_4 四面体内での Si-O 結合を [RAl] O_4 で置換した.SiO_2 に類似の網目型構造 1価または2価の金属イオン R が電荷を補償
TiO_2 (ルチル)	bcc (ひずんだ体心立方格子)	fcc	AO_6, BO_3 陽イオン A は O の fcc 格子の o 型隙間の1/2を占める
$CaTiO_3$ (ペロブスカイト:perovskite) ABO_3	A:sc B:sc (A と B とは CsCl 型格子の関係にある)	不完全 fcc 酸化物イオンは面心位置のみ占有,陽イオンが立方体の頂点を占有	AO_{12}, BO_6 酸化物イオンと陽イオンが完全に fcc とすると,B は o 型隙間の1/4を占有 A+O で完全 fcc 格子を構成
ZnO ウルツ鉱 (Wurtzite) 型	hcp	hcp	AO_4, OA_4 A (O) は O (A) の hcp 格子の t 型隙間の1/2を占める
Al_2O_3, Fe_2O_3 など	hcp	hcp	AO_6, OA_4 A は O の hcp 格子の正八面体型隙間の2/3を占有
Mg_2SiO_4 (A_2BO_4)		ひずんだ hcp	AO_6, BO_4 陽イオン A は O の hcp 格子の O 型隙間の1/2を占有 陽イオン B は O の hcp 格子の T 型隙間の1/8を占有

A, B:陽イオン.
*:CsCl 型格子は,Cs^+ と Cl^- とが単純立方格子 (simple cubic : sc) を構成し,Cs (Cl) は Cl (Cs) の張る立方体の中心を占有する構造

より低原子価の金属陽イオンが中和する構造である。ここで，$O^-\cdots Na^+$ はイオン性相互作用である。また，>Si-O-Si< や >P-O-P< 結合を架橋結合 (bridging bond)，それに関与する酸素を架橋酸素 (bridging oxygen：BO)，また，>Si-OH や >Si-O$^-$ を非架橋結合，その酸素を非架橋酸素 (non-bridging oxygen：NBO) と呼び習わしている。

SiO_2 と P_2O_5 はその縮合が最も進んだ構造で，SiO_2 のすべての Si は $SiO_{4/2}$（架橋酸素を $O_{1/2}$ と表現する）の状態である。P_2O_5 は $O=PO_{3/2}$ が単位である。縮合ケイ酸塩は，SiO_2 が Na_2O などの別種酸化物と反応して生成したともいえる。例えば

$$[>Si\text{-}O\text{-}Si<] + nNa_2O$$
$$\rightarrow [\underline{>Si\text{-}O\text{-}Si< + (>Si\text{-}O^-)_n}] + 2nNa^+ \qquad (2.1a)$$

リン酸塩系では

$$[>(O=)P\text{-}O\text{-}P(=O)<] + mNa_2O$$
$$\rightarrow [\underline{>(O=)P\text{-}O\text{-}P(=O)< + (>(O=)P\text{-}O^-)_m}] + 2mNa^+ \qquad (2.1b)$$

下線部が縮合イオンである。ここで大切なのは，酸化物イオンが架橋結合を切断していくのであって，金属イオンは何でもよい。ただし，Al は非架橋結合をつくらず，自分も AlO_4 正四面体として SiO_4 とともに骨格構造の形成に参加することがある。

コーヒーブレイク

セラミックスにおける酸と塩基

Lewis や Bronsted-Laury の酸‐塩基の考え方を拡張すると，塩基とは陰性の化学種を供与するもの，酸とは陰性の化学種を受容するものと一般化できる。すると，式 (2.1) の反応では，Na_2O が O^{2-} を供与し SiO_2 または P_2O_5 がそれを受容している。よって，Na_2O は塩基（塩基性酸化物）で，SiO_2 と P_2O_5 が酸（酸性酸化物）である。これが，Lux の酸‐塩基の定義である。よって，酸性酸化物と塩基性酸化物が高温で接触すると，反応して別の物質が生成する。いろいろな状況下で酸化物系融液を鋳型に鋳込み成形することがある。このときは，融液と鋳型材料の酸性度（塩基度）によく注意しなければならない。

縮合イオンがいくつかのある特定の O/Si 比をもつとき，特殊な名称が与えられている．表 2.4 にその代表例を，また図 2.3 には，その構造例をそれぞれ示した．ここでは，SiO_4 および PO_4 を正三角形で模式的に表してある．酸素は正四面体の各頂点にある．いくつかの位置のものには印（●と○）をつけた．●をつけたものは上向きの，ないものは下向きの四面体．上向きと下向きの分布は多数の種類がある．○のように，二つの正四面体に共有されるものが架橋酸素である．図 (b) と図 (c) とは無限サイズの縮合イオンの一部である．図 (b) は鎖状メタケイ酸塩（metasilicate）で，同じ一般構造式で表される環状構造をもつ結晶もある．例えば表 2.3 で，ウォラストナイトは鎖状骨

表 2.4 特定の原子比 O/Si または O/P をもつ縮合ケイ酸塩およびリン酸塩の例

組成式*	名 称	原子比 O/Si, O/P	構造式	摘 要
SiO_2	無水ケイ酸	2	$(SiO_{4/2})_n$	網目構造 NBO なし
$R_2Al_2Si_nO_{2n+2}$	テクトケイ酸塩	2(O/Al + Si)	$(Al+nSi)O_{4/2}^{2-}$	シリカ類似網目構造 NBO なし 長石類（Al+3Si），白榴石（$KAlSi_2O_6$）など
P_2O_5	無水リン酸	2.5	$(O=PO_{3/2})_n$	
$R_2Si_2O_5$	2 ケイ酸塩 (disilicate)	2.5	$(Si_2O_5)_n^{2n-}$	層状構造 ガラスセラミック系 歯科材料の析出晶 1 NBO/Si
R_2SiO_3	メタケイ酸塩 (metasilicate)	3	$(SiO_3)_n^{2n-}$	2 NBO/Si 鎖状（pyroxene）と環状（シクロケイ酸塩）
R_2PO_3	メタリン酸塩 (metaphosphate)	3	$(PO_3)_n^{2n-}$	(1NBO+P=O)/P 鎖状と環状構造
$R_2Si_2O_7$	ソロケイ酸塩	3.5	$(Si_2O_7)^{4-}$	二量体，まれ
$R_2P_2O_7$	ピロリン酸塩	3.5	$(P_2O_7)^{4-}$	
R_4SiO_4	オルトケイ酸塩 (orthosilicate)	4	SiO_4^{4-}	ネソケイ酸塩 4 NBO/Si
R_3PO_4	オルトリン酸塩 (orthophosphate)	4	$O=PO_3^{3-}$	$Ca_3(PO_4)_2$ $Ca_5(PO_4)_3OH$ (3 NBO+P=O)/P

*：負電荷は 1 価陽イオン R で補償されるとした．2 価イオンでもよい．

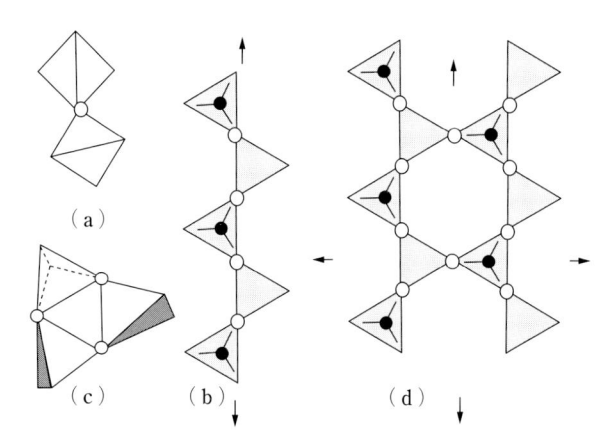

図 (a)：ピロリン酸塩（$P_2O_7^{4-}$），図 (b)：メタリン酸，メタケイ酸塩（XO_3^{2-}；X＝Si, P），図 (c)：$X_3O_9^{3-}$ 環状イオン。環の大きさは多種。X＝(Si＋Al) の場合も多数の結晶で観察される。図 (d)：$Si_2O_5^{2-}$。図 (b) と図 (d) とは無限サイズの縮合イオンの一部。正四面体を三角形で表した模式図

図 2.3 ケイ酸塩およびリン酸塩系でよく見られる縮合イオンの例

格をもつが，β-ウォラストナイトは SiO_4 正四面体が 3 個縮合した $(Si_3O_9)^{6-}$ 骨格である。PO_4 正四面体の四量体や六量体型環状構造のメタリン酸塩結晶は珍しくない。

2.2.4 −OH 基を含むセラミックス

粘土鉱物はアルミノケイ酸塩群に属し，Al−OH や Si−OH 基の 2 次元配列を含む層状ブロックの積層体である。長時間水中にさらすと，その−OH が対峙する層間に水分子を多量に受け入れ，可塑性が生じる。このことを利用して陶磁器は成形される。ゼオライトはテクトケイ酸塩群の構造に Al−OH や Si−OH 基を導入したものである。メソ多孔質（孔径：〜30 nm）として，反応触媒や吸着剤として注目を集めている。

2.3 セラミック材料の作製

目的に応じた材質の設計とは化学結合を選択することと等しい。さらに，そこに含まれる各イオンの組合せにより結晶構造も変わり，特性もそれにつれて変化する。また，後に述べるように，セラミックスの特性は，主結晶相・副結晶相，結晶粒子の大きさ，長さ/太さの比，結晶粒の配向，気孔率，粒界などに大きく依存する。このような材料としての特徴を包括的に微細構造（microstructure）と呼んでいる。セラミックスを作製する過程では，これらの因子を一つひとつ制御しなければならない。

2.3.1 焼成と焼結

図2.4にオーソドックスな粉体焼結によるセラミックス作製プロセスを示した。精製原料を混合し，必要に応じて焼結助剤やバインダーなどの添加剤を加える。ところで，球の最密充てんは約74 %であるが，このような粉粒体は規則充てんではなくランダム充てんであるから，約50～60 %の充てん率であ

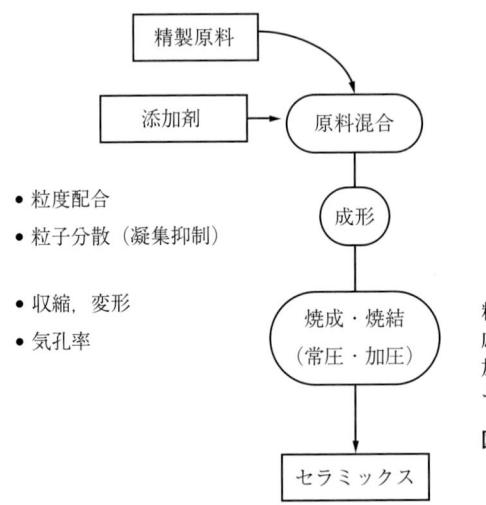

- 粒度配合
- 粒子分散（凝集抑制）

- 収縮，変形
- 気孔率

精製原料を必要量ずつ混合し，必要に応じて焼結助剤やバインダーなどの添加剤を加え成形する。成形体を焼成しセラミックスを得る

図2.4 粉体焼結によるセラミックス作製プロセス

る。すなわち，1サイズの粒子のみを用いると約40%もの空間体積を焼結によって焼き締めなければならない。各成分粉体の適切な粒度分布（粒度配合）は，緻密な焼結体を得る第一条件である。

　成形にはいくつかの種類があるが，つぎのものが一般的である。
- 泥漿（でいしょう）鋳込み成形（slip casting）では，水やゲル化剤を含む水など溶媒に懸濁させた泥漿（slip）を型に鋳込み成形する。従来，常圧鋳込みが利用されてきたが，加圧した泥漿を型に流し込む加圧成形，圧力の代わりに遠心力を用いる回転鋳込みがよく用いられている。泥漿を準備する際，粒子の表面電荷によっては粒子どうしが凝集し，せっかく配合した分布が失われることがある。
- 乾式成形では一軸加圧成形と冷間静水圧成形（cold isostatic press：CIP）が一般的で，前者は金型に原料を入れて加圧成形し，後者ではゴム型に原料を充てんし，静水圧を掛けて成形する。押し出し成形は塑性をもたせた原料混合体をノズルから押し出して成形する。棒状・パイプ状またはハニカム状の製品に適している。射出成形（injection molding）は塑性原料を金型内に射出し成形する手法であり，複雑な形状にも対応でき寸法精度もよい。板状セラミックスを必要とするときは，テープ（ドクターブレード）法を用いる。可塑性の原料をブレード（刃状部品）で薄い板状に成形する。板厚は自由に調整でき，多層構造体の作製にも応用可能である。

　このような成形手法は，人工骨代替あるいは人工歯冠用セラミックバイオマテリアルの成形にも利用されている。

　焼成と焼結は不必要な添加物を取り除き，緻密なセラミックスを得る過程である。焼結は常圧焼結と加圧焼結に分けられる。常圧では100%緻密なものは得られにくい。静水圧下で加圧する静水圧ホットプレスでは，成形体を非反応性の金箔でくるみ，ガラスなどの気密性の膜で覆い，ArやN_2などの加圧下で加熱する。

2.3.2 粒子の表面と焼結の機構

焼結は，たがいに接触し合っている粒子が表面積を縮めようとして物質が移動するために起こる。図2.5は，その様子を模式的に示した図である。粒子の最も外側の表面原子は，仲間の原子に囲まれていないので化学的に活性で，その周囲の格子は乱れた状態で界面エネルギーが大きい。格子の乱れは，原子・イオンの配列密度が小さいことを意味し，原子・イオンの拡散が容易である。すなわち，表面拡散速度は体積拡散（格子内拡散）速度より大きく，粒子が接触していると，接触点付近の表面粒子はたがいに取り囲まれようと移動を開始する。その結果，その付近の空間が移動してきたイオンで占有され，ネッキングが起こり，焼結が進行する。

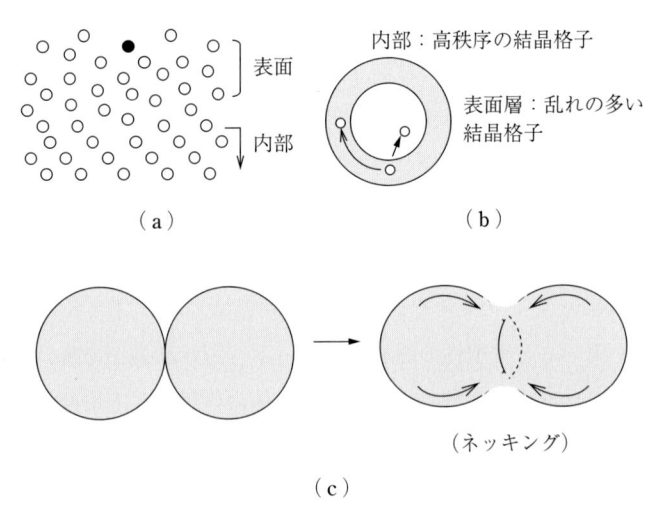

図(a)：表面原子（●）は，仲間の原子に完全には囲まれていないので化学的に活性で，その周囲は乱れた状態である。その影響が数原子層にまで及ぶ。図(b)：表面拡散速度は格子内拡散（体積拡散）速度よりも大きい。図(c)：2個の粒子の接触点付近が物質移動で，より太くなり（ネッキング），焼結が進行する

図2.5 粒子表面と物質移動

2.3.3 ガラスとガラスの結晶化

ガラスは広く非晶質体と呼ばれる物質の大きな領域のうち,結晶を析出させないで融液を冷却固化した一群の固体を指す。図 2.6 には,ガラスの熱膨張曲線と,対応する組成の結晶の曲線とを模式的に示した。溶融状態から過冷却液体状態までは液体として,ガラス転移温度以下ではガラスとして振る舞う。融点以下では,熱力学的には準安定な状態で,つねに結晶状態になろうとする。その推進力は結晶化の自由エネルギーである。

ガラスを徐々に加熱して,ガラス転移温度近くまでくると,原子の運動が活発になり,その温度域で保持すると,結晶化が始まり,対応する温度の結晶が

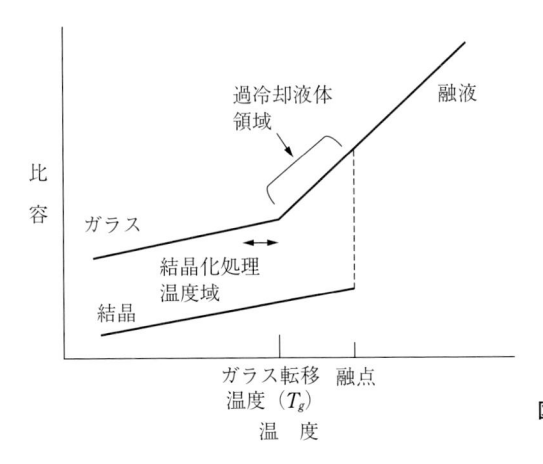

図 2.6 ガラス化物の熱膨張曲線

コーヒーブレイク

厚かましいとは,だれのこと?

満員の電車のなかを通って行くのはかなり困難であるが,混雑しているとはいえ,ホームを歩いて行くのはそれほどでもなかろう。体積拡散と表面拡散の状況はよく似ている。生体材料を含め各種の分野で微粒子が用いられているが,極表面層として 10 原子程度を考えると,酸化物イオンの直径は約 0.3 nm であるから,少なく見積もっても 3 nm の厚み領域は乱れた構造といえる。50 nm 直径の球状粒子では,約 68 % が内部,すなわち体積の約 30 % が乱れた構造をもつ表面層ということになる。

析出し体積は収縮する。生体材料の分野でもこのようなガラスや結晶化ガラスはいくつか用いられており，重要な医用材料の領域である。

　ガラスの結晶化は，結晶核生成と結晶成長の2段階で説明されている。核生成には均一核生成と，表面結晶化の引き金となる不均一核生成との2種類があり，それぞれダイヤモンドダストと池の氷のでき方に対応する。体積結晶化および表面結晶化と呼ばれることも多い。核生成は，より低温（過冷却度の高い）領域で進行する。結晶成長には多数の原子・イオンの拡散が必要なので，より高温で進行する。このため，低温域で核生成させたあと温度を上げて結晶成長させるのが一般的である。このことは，結晶核が生成しないと結晶化は起こらないことを意味する。よって，ガラスを得るためには，このガラス転移温度付近をいかに速く冷却し，核生成のためのイオンの拡散を抑制するかが重要なポイントとなる。

　生体用ガラスセラミックスの母ガラスを含め，一般の工業用・商用ガラスは多成分系である。したがって，初出結晶とは異なる多様な組成の結晶が熱処理の各段階で析出することが多い。逆に，いま着目している系できわめて溶解度

── コーヒーブレイク ──

見方を変えると価値も逆転

　透明ガラスを得ようとしながらも結晶が析出すると，それは失透（devitrification）と呼ばれ，ガラス産業では忌避される。しかし，意図的に特定の結晶相を析出させ所望の微細構造や特性を具備した材料を得る場合は歓迎される。このような作業は古く1950年代，米国Corning Glass WorksのStookeyによりきわめて地道に研究され，β-スポジュメンを析出結晶とする低熱膨張率のパイロセラム（Pyroceram®）磁器，析出結晶を微細にして透明体としたマコール（MACOR®）磁器などが，つぎつぎと生まれた。MACOR®は，およその組成46 SiO_2・17 MgO・16 Al_2O_3・10 K_2O・7 B_2O_3・4 F（重量％）のホウケイ酸塩系母ガラスを結晶化して，層状構造をもつ金雲母結晶相（(Na, K) Mg_3 ($AlSi_3O_{10}$)(F_2)）（～55 %，残りはガラスマトリックス）を主析出相とする。そのおかげで，切削機械加工可能（machinable）なガラスセラミックスである。

の小さい酸化物を意識的に添加し，核生成熱処理段階で析出させ，それを核にして結晶成長させることは有用である．このような酸化物を核形成剤と呼び，TiO_2，ZrO_2 などが頻用される．ただし，加熱温度制御を適切にしないと析出相とガラスマトリックス相との熱膨張率・比容積の差から（普通，マトリックス相の比容と膨張率が大きい），熱ひずみが発生したり巣ができて，優れた緻密体は得られにくい．表面結晶化系では，いわゆるアイスキャンディー様の微細構造が発生し，きわめて脆弱なガラスセラミックスが得られる．しかし，後述するように，実用化された骨代替ガラスセラミックスの母ガラスの多くは表面結晶化型である．

2.3.4 生体材料ガラスセラミックスの例

〔1〕 **Ceravital**® Brömer らは Ceravital® を開発し，のちに Gross らにより体内での化学的安定性・溶解性に改良が加えられた．この系は，45S5系 Bioglass® よりも，ややリン酸成分を多く，アルカリ成分をわずかに含む組成（重量比）46 SiO_2-5 Na_2O-0.5 K_2O-3 MgO-33 CaO-12.5 P_2O_5 を中心とする母ガラスから得られる結晶化ガラスで，アパタイトが析出晶である．

〔2〕 **Bioverit**® Vogel と Hölland らは，1983年，骨組織と結合する能力（生体活性）と機械切削性を併せもつガラスセラミックス Bioverit® を開発した．組成の少しずつ異なる Bioverit I～IV が知られているが，いずれも SiO_2，Al_2O_3，MgO，Na_2O，K_2O，F を主成分とする．そのうち，Bioverit I® は，45 SiO_2-30 Al_2O_3-12 MgO-9$(Na+K)_2O$-4 F を基礎とし，その他の成分をわずかに含む．この母ガラスは，〜600℃と〜1 050℃の2段階焼成で，分相を引き金に結晶化が進む．その結果，アパタイトとともに，層状構造をもつ金雲母結晶相が析出し，機械加工性・切削性に富む骨結合性材料が得られる．Bioverit II® は，コーディエライトも析出する．

これらはいずれも均質に結晶を析出させ，強度を上げることが肝要である．そのためには，下記の Cerabone®（A-W GC®）のように，［粉粒→結晶化→粉砕］の過程を経て，最終の製品に成形する必要がある．近来は，コンピュータ

支援デザイン・作成（CAD/CAM）技術を応用し，各患者の欠損部の形状に合わせてオーダーメイド化されている．

〔3〕 **Cerabone A-W®**　　Bioverit® にやや遅れて，1982 年，小久保らのグループは，46 MgO・45 CaO・34 SiO$_2$16P$_2$O$_5$・1 CaF$_2$（重量比）組成の母ガラスを結晶化させたガラスセラミック Cerabone®，または A-W®GC を開発した．この母ガラスは表面結晶化するので，そのまま焼成しても人工骨としては利用できない．そこで，微細粉粒化したガラスを焼成・焼結・結晶化すると，アパタイト（38 %）と β-ウォラストナイト（β-CaSiO$_3$, 34 %）がガラスマトリックス（重量比でほぼ 17 MgO・24 CaO・59 SiO$_2$）中に分散した，緻密で強固な構造体が得られる．ウォラストナイトの直鎖状メタケイ酸塩骨格が強度を，アパタイトならびにガラスマトリックスが骨組織との結合性を担う系である．

〔4〕 **人工歯冠用ガラスセラミックス**　　ガラスセラミック人工歯冠では，3 種類のセラミックスが用いられる．内側のフレーム，フレームの強度補強と同時に色調を調整するレイヤリング層，天然歯の色調に合わせるための最上層のステイニング層である．ガラスセラミックス系フレームの作製過程には 2 通りある．

・ガラスを歯冠型に鋳造し，その後結晶化させて強度を出すタイプ．

・あらかじめ製造元で結晶化させたインゴット（ペレット）を加熱炉中で鋳型内に圧入成形（これによりプレッサブル型ともいう）するもの．

詳しい技術情報を開示している Ivoclar Vivadent 社（リヒテンシュタイン）の製品を紹介する．同社は圧入型を Empress 2® の商品名で市販しており，母ガラスの組成は（57～80）SiO$_2$-(～5)Al$_2$O$_3$-(～6)La$_2$O$_3$-(～5)MgO-(～8)ZnO-(～13)K$_2$O-(11～19)Li$_2$O-(～11)P$_2$O$_5$ である．よって，Li$_2$Si$_2$O$_5$ を基本主成分に，添加物を加えて結晶化物の物性を調整したものといってよい．この母ガラスは体積結晶化（均一核生成）系で，Li$_2$Si$_2$O$_5$ が主結晶相（70 %）である．レイヤリング用の系の組成は，（45～70）SiO$_2$-(5～22)Al$_2$O$_3$-(0.5～6.5)P$_2$O$_5$-(0.1～2.5)F-(1～11)CaO である．この系は，体積結晶化機構により少量のフルオルアパタイト（Ca$_5$(PO$_4$)$_3$F）を晶出する．この結晶化状態が

半透明性など,審美性に好適な光学的特性を与えている。

一方,表面結晶化型の IPS Empress® も市販しており,この母ガラスの組成は,$(57〜63)SiO_2$-$(18〜23)Al_2O_3$-$(10〜14)K_2O$-$(3〜7)Na_2O$-$(0.5〜3)CaO$ であり,基本は SiO_2-Al_2O_3-K_2O 系である。リューサイトが主結晶相（40%）である。

2.3.5 ゾル-ゲル法

ゾル-ゲル法は,各成分を溶かし込んだ溶液から出発し,加水分解と重合・縮合によりセラミックスなどを作製する手法である。この技術によると,有機化合物と無機系化合物のような異質なものの分子レベルでの複合化が可能になる。すると,その成分の配合を最適化させれば,柔軟性に富み,かつ細胞培養・細胞保持,人工臓器用材料,あるいは,薬剤保持力と徐放特性に優れた材料,など高機能医用材料の合成に利用することができる。

〔1〕 **柔軟性を有する生体活性有機-無機ナノハイブリッド**

1）TEOS-PDMS 型ナノハイブリッドとバイオリアクター用の細胞培養担体としての応用　ポリジメチルシロキサン（PDMS）オリゴマー,オルトケイ酸テトラエチル（TEOS）および Ca イオンを含む前駆溶液から合成した TEOS-PDMS 型ナノハイブリッドは,擬似体液浸漬後 1 日以内でアパタイトを析出する能力をもつ。このハイブリッドに水溶性粒子を混入しゲル化させて得た,気孔率約 90 %,直径 100〜200 μm の孔をもつ,TEOS-PDMS 型ナノハイブリッド多孔体は,バイオリアクター用の細胞培養担体としての応用が可能である。将来的には人工肝臓モジュールの肝細胞培養担体などへの応用を期待できる。

2）TiO_2 を含む柔軟性ハイブリッド　上述の TEOS-PDMS-Ca 系ハイブリッドに Ti-O 結合を導入すると,ヒトの海綿骨とほぼ同程度の曲げ強度を有するハイブリッド体が得られる。

〔2〕 **天然高分子含有生分解性有機-無機ハイブリッド**　キチン,キトサンおよびゼラチンなどは,生体由来の天然有機物であり,生分解性・溶解性の

利点から，医療の分野では早くから利用されてきた。これらに生体活性（骨結合性：5章参照）を発現させて，さらに高度な生体材料としての機能が付与されている。このハイブリッドは多孔体として骨の欠損部に埋入した場合，骨伝導が生じると同時に骨の再生を促し，徐々にハイブリッドが分解して，最終的には生体由来の組織に完全に復元するような材料が得られることが期待されている。

1) ゼラチンまたはキトサン–オルガノシロキサンハイブリッド　ゼラチンとγ-グリシドキシプロピルトリメトキシシラン（GPTMS）を主成分としたゼラチンシリケートハイブリッドに，Caイオンを導入した試料は擬似体液中において短期間でアパタイトが析出する。同様に，ゼラチンをキトサンに置き換えたナノハイブリッドは，生体活性も良好で細胞適合性にも優れている。天然高分子–オルガノシロキサンハイブリッドは，凍結乾燥（freeze-drying）法を適用して，孔径や気孔率がほぼ自由に制御された多孔質材料が得られるのも特徴である。このハイブリッドは天然高分子/GPTMS比で溶解性が変化する。よって，薬剤や成長因子をハイブリッド中に安定に担持できれば，材料の分解に伴って徐々に薬剤が放出される性質（徐放性）を制御できることが期待される。このような生体活性，細胞親和性および生分解性を兼ね備えたハイブリッド多孔体は，DDS機能を有した組織再生用スキャフォールドとしても利用可能である。

2) 骨組織を模倣した組織再生型有機–無機複合材料

骨組織の再生を促す材料としては，骨の構成成分（炭酸含有ハイドロキシアパタイトとコラーゲン）どうしの複合体が最も理想的である。リン酸水溶液と水酸化カルシウム溶液を出発原料として，ハイドロキシアパタイトとコラーゲンの複合体が人工合成されている。合成時の条件（温度，pH，イオン濃度）を最適化すると，ハイドロキシアパタイトのナノ結晶とコラーゲン分子が自己組織化して繊維が形成される。この材料の *in vivo* 評価によると，本系材料が骨リモデリングによる代謝機構に取り込まれることや，20 mmの骨欠損部が再生することが明らかとなっている。骨代謝に取り込まれる性質は，複合体の

自己組織化構造に起因するのではないかと考察されている。

2.4 セラミック材料の破壊と強度

すべての材料は，大きな力がかかると必ず破壊する。セラミックスは特に金属と比較して破壊靱性・破壊強度が小さく，その改善は大きな課題である。この節では，セラミックスの強度について簡単に考察する。

2.4.1 セラミックスの微細構造

セラミックス焼結体は，一般に，**図2.7**に模式的に示したような組織構造をもつ。そこには，主結晶（相）・副結晶（相）とともに，気孔や粒界が存在する。さらに表面には小さなクラック（crack）が観察される。このような材料としての特徴を包括的に微細構造（microstructure）と呼ぶ。ガラスセラミックスでは，析出結晶のサイズ，長さ対太さの比，結晶粒の配向性（細長い結晶粒子がある特定の方向に配列しているのか，それともあらゆる方向に向いた無秩序状態かどうか），在留ガラス成分（マトリックス，matrix）の量と組成も微細構造の重要な因子である。

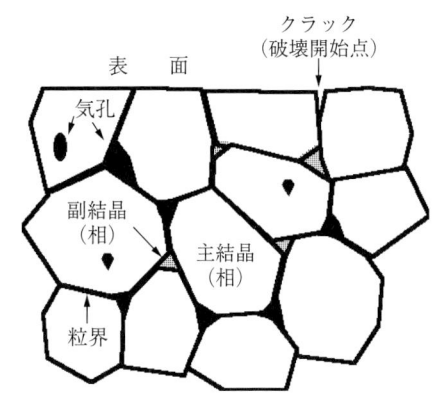

図2.7 セラミックス焼結体の微細構造

2.4.2 セラミックスの理論強度と実測強度

この焼結体に曲げ応力がかかると，表面は引張応力に耐え，中心より内部は圧縮応力に耐えている．クラックの部分は，そのほかの部分に比較して結合がないわけだから，当然破壊に対して最も弱い部分である．同じことが気孔部分についてもいえる．したがって，応力に対して最初に降伏する（破壊が始まる）のはこのような「弱い」場所である．このような考え方を「最弱リンク理論」という．

詳しい解析によると，セラミックスの実測強度値は理論強度値よりも約100倍も小さい．この現象は，存在する目に見えない潜在的クラック（ひび）によるものと解釈されている．このようなひびをグリフィスのフロー（Griffith flaw）と呼ぶ．その長さと先端の曲率半径をそれぞれcおよびρ，外部から与えられた応力をσとすると，クラックの先端付近にかかる最大応力σ_mは

$$\sigma_m = 2\sigma\sqrt{\frac{c}{\rho}} \tag{2.2}$$

である．σ_m以上には耐えられないということだから，与えられた応力はクラックが長いほど，また曲率半径が小さいほど拡大されて，その材料の理論強度に到達することになる．すなわち，材料にかかる曲げ応力は，小さなひびの先端（crack tip）には，てこの原理で何倍にも増幅され，結合が切れやすくなることを意味する．ひびの先端の曲率半径を大きくすると（crack tip blunting），強度は増加する．このようなことからも，グリフィスの考え方が支持されている．

以上は脆性破壊の単純な場合で，応力のかけ方が急激な場合，あるいはきわめてゆっくりの場合では，材料の破壊の様子は異なってくる．特に，生体材料のように，水溶液系環境下で機能を発揮するよう求められることの多い材料では，クラックの進展は先端での水と材料との反応も考慮しなければならない．一般に，乾燥状態の強度よりは，湿潤状態での強度は小さい．このような状況については，まだ多くの議論があり，定まった理論は確立されていない．

2.4.3 寿命予測——ワイブル分布

前項の議論に基づくと,ある与えられた力のもとで破壊が起こるかどうかは,進展して破壊に至らしめるようなクラックが存在するかどうかの確率の問題,統計的な事柄ということができる。最もよく利用されるのがワイブル統計(Weibull statistics)である。ある応力 σ のもとで生存する(破壊せずにいる)確率 S は

$$S = \exp\left(-V\left(\frac{\sigma}{\sigma_0}\right)^m\right) \tag{2.3a}$$

と表すことができる。ただし,V はセラミックス試片の体積,σ_0 は単位体積の試片の生存確率が $1/e(=0.37)$ となる応力である。体積がこの式に組み込まれたのは,最弱の破壊開始点が均質に分布しているとすれば,その数は体積に比例するからである。m は,ばらつきの指標で,式 (2.3a) を実際にプロットしてみると,m が大きいほど,曲線の幅は狭く,小さいほど幅広となり,破壊に至る強度は広範囲になる。式 (2.3a) を展開すると,式 (2.3b) が得られる。

$$\ln\left[\ln\left(\frac{1}{S}\right)\right] = m\ln\frac{\sigma}{\sigma_0} + \ln V \tag{2.3b}$$

よって,$\ln(\sigma/\sigma_0)$ に対して $[\ln(1/S)]$ をプロットすれば,指標 m が求まる。これらの式は,厳密には無限大の数の試片に対して成立する。しかし,実際にはそのようなことは不可能である。そこで,まず,ある限られた数 (N) の試片(すべてのサイズを統一しておくこと)の破壊応力を求める。そのときの応力を昇順に並べ替える。詳しい議論は省くが,j 番目のランクの生存確率の平均値 S_j は

$$S_j = 1 - \frac{j}{N+1} \tag{2.4}$$

であると推定できる。この S_j と σ_j とを慣例上,$-\ln(1/S)$ 対 $\ln(\sigma)$ 図にプロットして,右下がりの直線で近似して m を求める。このプロットから,例えば生存確率 95% を許容とするときの設計破壊応力が求められる。

2.4.4 高強度化の手法

前項の議論に基づくと,高強度化には

① 弱い材質は高強度の材質と複合化する。

② 表面あるいは内部のクラックを極力なくす。

③ クラックが始まっても,それを止めることができればよい。

などの手法が考えられる。

① **複合化** 繊維強化プラスチック (fiber-reinfornced plastic : FRP) でよく知られた技術である。ポリエチレン-アパタイトコンポジット (HAPEX®) は,レジンとセラミックス粒子とからなる骨セメントと考え方は同じで,骨材で強度を保持し,高分子の強度を補てんしている。二つの相の体積分率と強度をそれぞれ V_1, V_2, f_1, f_2 とし,コンポジットの強度を F とすると

$$F = f_1 V_1 + f_2 V_2 \quad \text{(Voigt モデル)} \tag{2.5a}$$

$$\frac{1}{F} = \frac{f_1}{V_1} + \frac{f_2}{V_2} \quad \text{(Reuss モデル)} \tag{2.5b}$$

のように近似できる。電気でいえば,前者が直列モデル,後者が並列モデルである。ただし,レジン/高分子と骨材表面との結合が重要である。

② **気孔率と緻密化** セラミックスの理論密度 (100 % 緻密体) と実測密度とをそれぞれ ρ_0, ρ とすると,気孔率 θ は $1-\rho/\rho_0$ で,弾性率 E は,ほぼ

$$E \propto \theta^n \quad (n \sim -4) \tag{2.6}$$

であるから,骨補てん材のような多孔体は緻密体よりも弾性率は激減し,強度も減少する。したがって,①に関しては,極力気孔率をなくすようにすればよいが,常圧焼結では限りがある。

③ **クラックの停止** 破壊は,クラックが材料表面から始まり,進展して反対側の表面に達することである。よって,途中でクラックの進展を止めれば破壊強度は増加する。**図 2.8** (a) は,異質粒子にクラックが到達して,そこで停止し,それ以上進展しない場合。図 (b) は,異質物-セラミックス界面をう回し,長距離をクラックが走るため,結合切断に大きなエネルギーが必要となる。図 (c) は,ジルコニアのケースである。

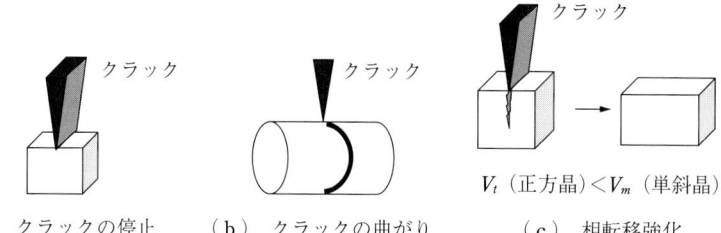

2.4 セラミック材料の破壊と強度

（a）クラックの停止　（b）クラックの曲がり　（c）相転移強化

V_t（正方晶）$<V_m$（単斜晶）

図 2.8 クラックの進展と停止。図 (a)：添加粒子でクラックが停止．図 (b)：異質粒子−セラミックス界面でクラックが曲がり，う回する．図 (c)：相転移で体積が膨張しクラックを閉じる

　ジルコニアはもともと単斜晶系の結晶で，少量のY_2O_3やAl_2O_3とともに焼成すると高温で安定な正方晶系に転移する．この状態は常温でも準安定相として保たれているが，何かのきっかけがあると室温安定型の単斜晶系に相転移する．部分的に正方晶系に転移させたものを部分安定化ジルコニア（partially stabilized zirconia：PSZ）と呼び，添加剤によりイットリウム安定化ジルコニア（Y–PSZ）または，アルミニウム安定化ジルコニア（Al–PSZ）という．完全に正方晶系の結晶に転移させたものが正方晶ジルコニア（tetragonal zirconia：TSZ）で，Y–TSZ あるいは Al–TSZ という．正方晶は対応する単斜晶よりも体積が小さい．逆に，クラックが走ると正方晶から単斜晶へ転移し，体積が膨張する．そのため，クラックを閉じようとする．その結果，クラックの進展が抑制され，強度の増加につながる．

3 セラミックバイオマテリアルの科学

3.1 セラミックバイオマテリアルと細胞

3.1.1 バイオインタフェース

　バイオマテリアルとして使用する場合，セラミックスと周辺組織の界面は「バイオインタフェース」と定義されている。埋植部が硬組織，軟組織どちらの場合でも，組織とセラミックバイオマテリアルの間隙には血液や体液が存在しているため，セラミックバイオマテリアルはバイオインタフェースにおいて血液や体液に含まれる周囲の多種イオン，タンパク質，脂質，細胞などと接触し，それらと絶えず相互作用している。埋植された周辺環境によって存在している相互作用物質は異なるが，相互作用した物質は埋植後に起こる生体反応，続く細胞レベルの反応に大きく影響する。

　セラミックバイオマテリアルを硬組織に埋植した場合のバイオインタフェースにおける反応について以下に特筆する。セラミックバイオマテリアルを生体骨内へ埋植後，セラミックスと既存の母床骨とのバイオインタフェースにおいては骨伝導過程が進行する。Schwartzらによると，骨伝導過程は，① タンパク質吸着，② 細胞誘引，③ セラミックス上への細胞接着および増殖，④ 細胞外基質形成，⑤ 骨リモデリング，の5段階であると考えられている（図3.1）。①段階目において，セラミックバイオマテリアル上へ吸着すると考えられているタンパク質は，血液由来または周辺組織由来である。Veermanらは，反応層に含有されるタンパク質の分子量は，埋植1日後では10〜

3.1 セラミックバイオマテリアルと細胞

① タンパク質吸着　② 細胞誘引　③ 細胞接着，増殖

④ 細胞外基質形成　⑤ 骨リモデリング

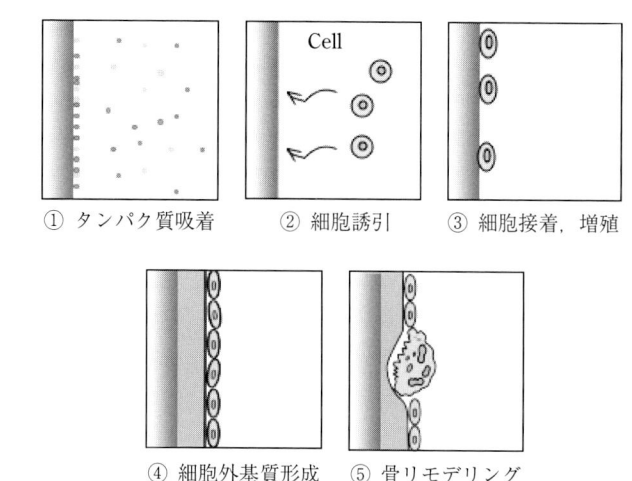

図3.1 Schwartzらが提唱した骨伝導過程のモデル

100 kDaであると報告している．中村らは，免疫組織学的手法によって吸着タンパク質の一つはフィブリンであることを同定した．フィブリンを構成するα鎖，β鎖，γ鎖はそれぞれ63.2 kDa，54.4 kDa，47.0 kDaであるためVeermanらの報告と一致し，バイオインタフェースに含まれる初期吸着タンパク質の一つはフィブリンであると考えられる．

フィブリンは，フィブリンシーリング剤として損傷部位の組織修復材に臨床応用されている．このフィブリンシーリング剤を血液凝固因子と混入した材料を硬組織へ埋入すると，骨伝導能が向上するという報告もあり，フィブリンが細胞接着性足場として利用できる可能性も示唆されている．また，フィブリンシーリング剤をセラミックバイオマテリアルにコーティングした材料も良好な組織修復と骨形成を引き起こすという研究成果も報告されている．

組織が損傷して出血が起これば，血液凝固反応が起こることも合わせて考えると，フィブリン以外の血液凝固タンパク質が骨伝導過程において重要な役割を果たしている可能性は高い．例えば，細胞接着性タンパク質の一つであるフィブロネクチンが挙げられる．血液凝固反応で形成されるフィブリン網中には，多種類のフィブリン以外のタンパク質も含有されており，そのうちの一つ

として，フィブロネクチンが報告されている．フィブロネクチンはフィブリンと架橋結合されており，血球成分の吸着にかかわる．

フィブリン網形成に続いて起こる現象は血球成分の吸着であるが，血小板はフィブリン網を足場として，インテグリン $α_{IIb}β_3$ を介してフィブリン網に吸着する．吸着することで，活性化された血小板から細胞誘因性サイトカインが放出される．さらに，これらのサイトカインによって誘引されたマクロファージなどの炎症性細胞は別種のサイトカインを放出し，線維芽細胞などの細胞外基質形成能をもつ細胞，血管内皮細胞などの血管新生に働く細胞などを引き寄せる．最終的には細胞外基質が形成され，損傷組織が修復される．

異物であるセラミックバイオマテリアルを生体内に埋入すると，一般的に生体内免疫系が働く（表3.1）．セラミックバイオマテリアルに対する生体応答反応は，初期（埋入直後）と後期（埋入後数年経過後）では異なる．すなわち，初期である急性期では，炎症反応，血液凝固反応，補体活性化，貪食反応などが起こる可能性があり，後期である安定期では，カプセル化，石灰化，組織肥厚化，組織吸収，また，毒性のある材料に対しては，組織壊死，悪性腫瘍

表3.1 異物に対する生体応答反応

初期反応（急性期）	毒性反応	溶血反応 発熱反応 炎症反応 アナフィラキシーショック 組織損傷
	異物反応	補体活性化 血液凝固 血小板血栓 貪食反応
後期反応（安定期）	毒性反応	悪性腫瘍化 遅延アレルギー 変異原性 組織壊死
	異物反応	カプセル化（非血液接触面） 擬内膜形成（血液接触面） 石灰化 組織肥厚化 組織吸収

化が起こる可能性がある。これらの反応は、セラミックバイオマテリアルと生体組織が直接接触することにより起こるだけでなく、材料から溶け出した物質が生体に吸収されることによっても喚起される。水に対して難溶性の物質でも、体液に対しては溶けやすいこともあるため、問題が生じる場合がある。

欠損した組織は創傷治癒の一定の機序により、組織の連続性を再構築する。創傷治癒過程は、炎症期、組織修復期、組織再構築期の3段階に分かれる。骨組織の治癒では、骨芽細胞と破骨細胞の関与以外は軟組織と同様である（**図3.2**）。

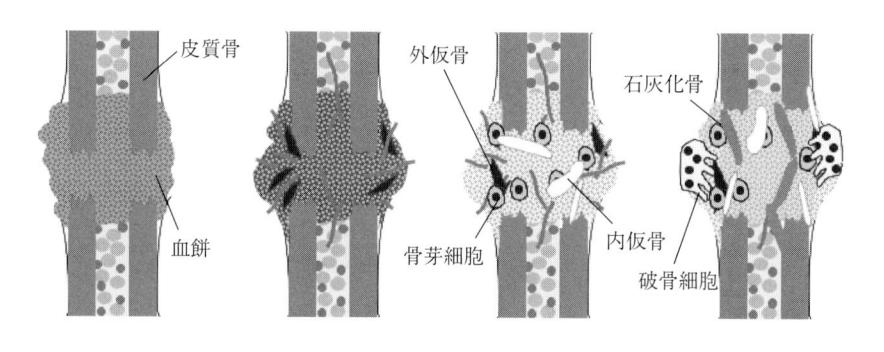

図3.2 骨折の治癒過程モデル

骨折時には組織損傷部位近傍で出血が起こり、血腫の形成や組織の壊死が起こる。ここで、炎症反応が起こり、マクロファージや異物巨細胞が出現して結合組織の増生と壊死組織の吸収が行われる。炎症反応は異物または損傷した組織を排除しようとする防衛反応であり、細菌感染、化学作用、物理的作用による生体組織の傷害に反応して、身体の一部に発赤、腫脹、疼痛、発熱などを引き起こす。炎症反応にかかわる細胞からサイトカインが放出され、骨形成細胞の増殖が始まり、続いて骨芽細胞（骨を形成する細胞）や軟骨細胞へと分化して、線維性骨（骨芽細胞が単独で細胞周辺に骨基質を合成し形成した骨組織）と軟骨からなる組織が形成される。皮質骨の内側に形成されたものを外仮骨、

骨髄腔内に形成されたものを内仮骨という。仮骨はさらに吸収とリモデリングによって骨組織へと変化する。

　このように，炎症反応は組織修復に必須の過程であり，セラミックバイオマテリアル埋入時には組織損傷に伴って引き起こされると考えられる。生体に埋入されたセラミックバイオマテリアルが生体にとって異物として認識された場合，マテリアルの刺激性，有害性に応じて線維性被膜が形成される。これは被包化現象と呼ばれ，マテリアルの有害性を包内に閉じ込め，生体から隔離しようとする現象である。生体親和性の悪いマテリアルほど線維性被膜は厚くなり，骨との固定性は低下する。生体親和性の優れたマテリアルでは線維性被膜は薄く部分的となるか，マテリアルと組織が直接接触する。しかし，生体がセラミックバイオマテリアルをどのように分子レベルで認識し，どのような対応をとるかについては未解明の部分が多い。

3.1.2　バイオインタフェースにおける細胞挙動

　細胞は埋植したセラミックバイオマテリアルから何らかの影響を受けながら，さまざまな挙動を行う。バイオインタフェースにおいて，細胞が損傷した組織を再構築することが望ましいが，結合組織の細胞は，基本的には大部分の細胞が増殖せずに分化機能を発揮した状態で存在している。細胞自身は増殖能力を失っておらず，増殖能力を保持しながら増殖しない状態でいるため，増殖を促すためには何らかの刺激が必要である。バイオインタフェースにおいて，細胞が受け取り得る刺激はどのようなものがあるのだろうか。

　細胞は，細胞外に存在する体内イオン，タンパク質，脂質などのあらゆる因子から影響を受ける。細胞への作用には，細胞や抗原との接触，ホルモンの作用，分泌性タンパク質や増殖因子の作用，細胞外マトリックスとの接触など複数あるが，細胞が外部から刺激を受け，その情報がインプットとして細胞に入ると，基本的に情報は核へ向かう（図 3.3）。そして，細胞は情報に即して遺伝子発現，続いてタンパク質合成を行い，アウトプットとしてタンパク質を分泌する。刺激の種類や組織によってアウトプットは千差万別である。

3.1 セラミックバイオマテリアルと細胞　49

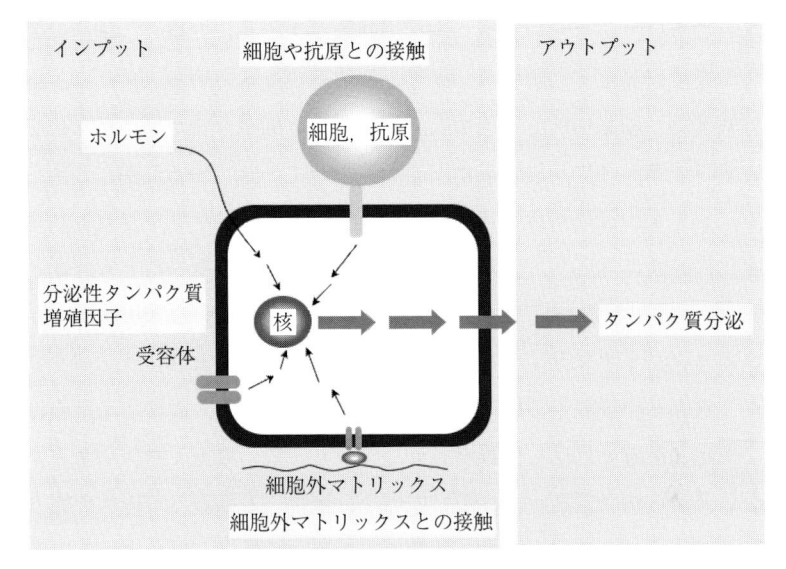

図3.3 細胞に対する外部刺激作用の概念

　細胞は，その動向について増殖，分化，細胞周期 G_0 期での休止，老化，アポトーシスなど，さまざまな選択肢をもっている（**図3.4**）。通常，多細胞生物は細胞間で情報を交換し，個体を統合された構造として機能を維持している。そのために，細胞は細胞表面のレセプターを介して相互にシグナルの授受

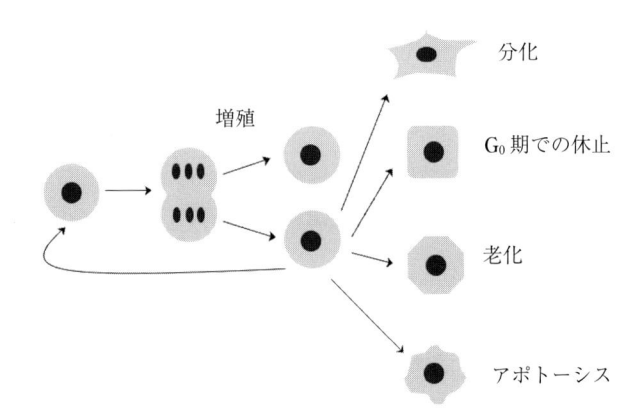

細胞は環境によって増殖，分化，細胞周期 G_0 期での
休止，アポトーシスなど，さまざまな選択肢を示す

図3.4 細胞動向の選択性

を行うとともに，これらのシグナルを細胞内シグナルに変換し，細胞応答を可能とする高度に発達した細胞内シグナル伝達系をもっている．例えば，細胞接着，細胞運動，細胞極性，形態形成，細胞増殖，細胞分化，細胞死などを制御するさまざまなシグナル伝達系の実態が明らかにされつつあるが，これらのシグナルはシグナル伝達系クロストークを介してネットワークを形成し，外部環境の変化に柔軟に対応し，最終的に遺伝子発現の制御を行うことを可能としている．

セラミックバイオマテリアルが関与する組織再生ではセラミックバイオマテリアルと細胞との接触も細胞に対して刺激となる．また，隣接する細胞は，細胞間で細胞間接着を形成し情報を共有しているため，セラミックバイオマテリアルから発せられた情報が直接接していない細胞にも伝わる可能性がある．セラミックバイオマテリアルのもつさまざまな表面特性は，接触を通して細胞に影響し得るが，セラミックバイオマテリアルへの細胞接着性タンパク質吸着挙動を介した効果であると考えられている．例えば，親水性表面上では疎水性表面上に比べて線維芽細胞吸着が促進されるが，その原因は細胞接着性タンパク質吸着が増強されたことにあり，それらのタンパク質に対する受容体であるインテグリンが関与した情報伝達経路が関与していると考えられている．細胞はセラミックバイオマテリアルからの刺激を含む外部環境の変化に対応して細胞応答を行い，その結果，さまざまな細胞挙動（細胞接着，細胞運動，細胞極性，形態形成，細胞増殖，細胞分化，細胞死など）として現れる．セラミックバイオマテリアルに対する細胞挙動を制御できれば，再生医学において重要な情報となり得ると考えられる．これらの情報はセラミックバイオマテリアルに対する培養細胞評価のみならず，マテリアル設計にも寄与するものと考えられる．そこで，本章では上述のSchwartzの骨伝導過程モデルに則し，細胞の基本挙動である接着，増殖，運動，分化について概説したい．

〔1〕 **細胞接着** 多細胞生物の多くの細胞は独立して存在しているのではなく，細胞または細胞外基質に接着している．細胞どうしの結合を細胞−細胞間接着 (cell-cell adhesion)，細胞の細胞外マトリックスへの結合を細胞−マ

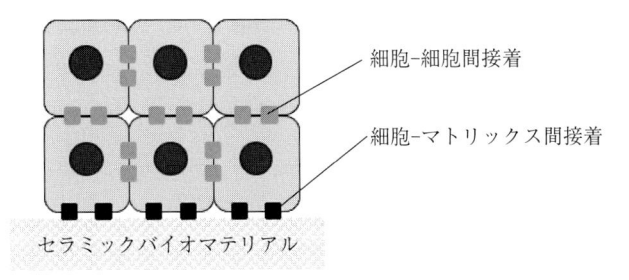

図3.5 細胞-細胞間接着と細胞-マトリックス間接着

トリックス間接着（cell-matrix adhesion）と呼ぶ（**図3.5**）。細胞接着は細胞接着分子の分子間相互作用によって担われ，その仕方は，細胞や組織の種類によって多様である。

細胞結合は機能によって，1) 密着結合, 2) 固定結合, 3) ギャップ結合の三つに分類される（**図3.6**）。以下におのおのの詳細を記す。

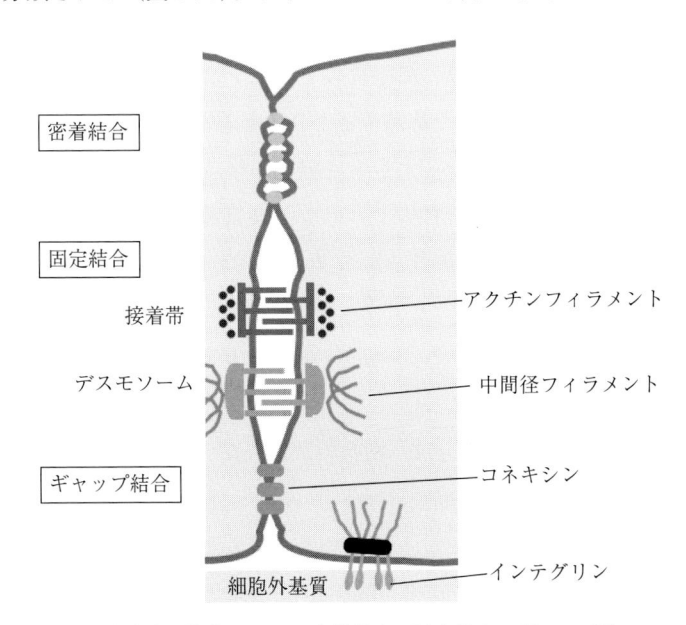

細胞結合は機能によって密着結合，固定結合，ギャップ結合の3タイプに分類される

図3.6 細胞結合様式〔中村桂子，藤山秋佐夫，松原謙一監訳：細胞の分子生物学(第3版), Newton Press（1999）〕

1) 密着結合（tight junction）　隣接細胞どうしの細胞膜を強固に結合させる。細胞膜のタンパク質は細胞膜上を移動することが可能であるが，密着結合を越えては移動できないため，細胞の移動端側と基底膜側の細胞膜タンパク質が入り交じることはなく，細胞の極性が保たれることになる。小腸の上皮などでは，水もイオンも通さないバリアーをつくり，腸の中身が簡単に体内に入らないようになっている。

2) 固定結合（anchoring junction）　細胞骨格どうしや細胞骨格と細胞外マトリックスを結びつけ，上皮細胞など一群の細胞が頑丈な構造単位となって機能するようにしている。固定結合は心筋や皮膚のような機械的刺激を強く受ける組織に多く存在する。固定結合には，① 接着結合（adherens junction），② デスモソーム（desmosome），③ ヘミデスモソーム（hemidesmosome）があり，これらは構造も機能も異なっている。

① 細胞-細胞間接着結合にはさまざまな形があり，多くは小斑状または線状であり，隣接細胞間の皮層の細胞質のアクチンフィラメントをつないでいる。上皮層でしばしば連続した接着帯となり，密着結合のすぐ下の細胞の頂端近くで細胞を囲んでいる。隣接する上皮細胞の接着帯どうしは向き合っており，細胞膜どうしはCa^{2+}依存性カドヘリン（膜貫通型タンパクリンカー）で結ばれている。細胞内では収縮性をもつアクチンフィラメントの束が接着帯を裏打ちするように細胞膜に平行して走っている。このフィラメントの束は，カテニン，ビンキュリン，アクチニンなどの細胞内付着タンパクを通して細胞膜に連結している。

細胞-マトリックス接着結合は，細胞のアクチンフィラメントと細胞外マトリックスをつないで，細胞を細胞外マトリックスに結びつけている（図3.7，口絵2）。例えば，細胞外マトリックス分子で覆った人工基質の上を移動する培養線維芽細胞は，接着斑（focal adhesion），または接着点（focal contact），接着板（adhesion plaque）と呼ばれる特定の領域で基質を捉え，そこでアクチンフィラメントの束が止まる。組織内の細胞にも周囲の細胞外マトリックスと同様の接着をしているものが多い。これらの接着を仲介し，接触点中で細胞外

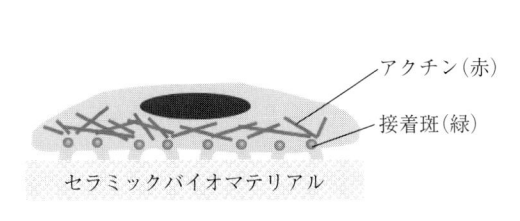

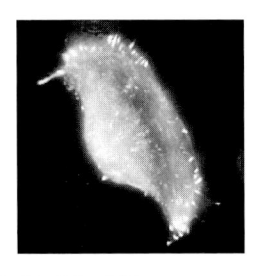

3.1 セラミックバイオマテリアルと細胞

アクチン（赤）
接着斑（緑）
セラミックバイオマテリアル

左の図は細胞が接着した様子を示し，右の写真はアクチン（赤），ビンキュリン（緑）と核（青）を蛍光染色し，z 軸方向から観察したものである（口絵2参照）。ビンキュリン陽性の接着斑が点状に存在し，アクチンは線維状に見られるストレスファイバーを形成している

図 3.7 細胞は細胞外マトリックスと接着斑を介して接着

マトリックスと細胞内アクチンフィラメントの束をつなぐ膜貫通型タンパクリンカーは，インテグリン類と呼ばれる細胞表面マトリックス受容体ファミリーに属する。接着点にあるインテグリンの細胞外ドメインは，細胞外マトリックスのタンパク成分に結合し，細胞内ドメインは，タリン，アクチニン，ビンキュリンなどの付着タンパク複合体を介してアクチンフィラメントの束に間接的に結合する。

インテグリンはホルモンのような水溶性シグナル分子への受容体とは異なり，リガンドとの結合の親和性は比較的低く，複数のマトリックス分子に弱く結合することで移動を可能にしている。インテグリンは非共有的に結合した膜貫通型糖タンパクサブユニット α と β から構成され，どちらもマトリックスタンパクの結合に寄与している。同じインテグリン分子でも，細胞によって異なるリガンド結合活性をもつ。インテグリンには，α 鎖の大きな細胞外部分に3，4個の二価陽イオン結合ドメインがあり，リガンドへの結合は細胞外にある二価陽イオン（インテグリンの種類によってカルシウムイオンまたはマグネシウムイオン）に依存する。

骨形成に関与する骨芽細胞と破骨細胞が発現するインテグリンは，これまでに $\alpha_1\beta_1$, $\alpha_2\beta_1$, $\alpha_3\beta_1$, $\alpha_4\beta_1$, $\alpha_5\beta_1$, $\alpha_v\beta_1$, $\alpha_v\beta_3$, $\alpha_v\beta_5$ が確認されている（**表 3.2**）。これらは，I 型コラーゲン，フィブロネクチン，ビトロネクチン，フィブリ

表 3.2 骨芽細胞と破骨細胞が発現していると報告されたインテグリンファミリー

サブユニット		リガンド	骨芽細胞	破骨細胞
β_1	α_1	I 型コラーゲン, IV 型コラーゲン, ラミニン	○	
β_1	α_2	I〜IV 型コラーゲン, ラミニン	○	○
β_1	α_3	I 型コラーゲン, フィブロネクチン	○	
β_1	α_4	フィブロネクチン	○	
β_1	α_5	フィブロネクチン	○	
β_1	α_v	フィブロネクチン, ビトロネクチン	○	
β_3	α_v	フィブロネクチン, ビトロネクチン, フィブリノーゲン	○	○
β_5	α_v	ビトロネクチン	○	

ノーゲンなどをリガンドとしてもつインテグリンファミリーである。

　基質と結合したインテグリンは集合し，集まったところが接着斑となる（図3.8）。細胞は細胞膜の全面で基質と接着しているのではなく，接着斑で接している。接着斑では，インテグリンがビンキュリン，テーリンその他，接着斑に集合したタンパク質を介して細胞内の細胞骨格，特にアクチン線維に結合している。接着斑ができないとアクチン線維が係留できず，細胞質内に顕著に見えたアクチン線維が消失する。細胞外シグナルが接着斑のインテグリンを介し

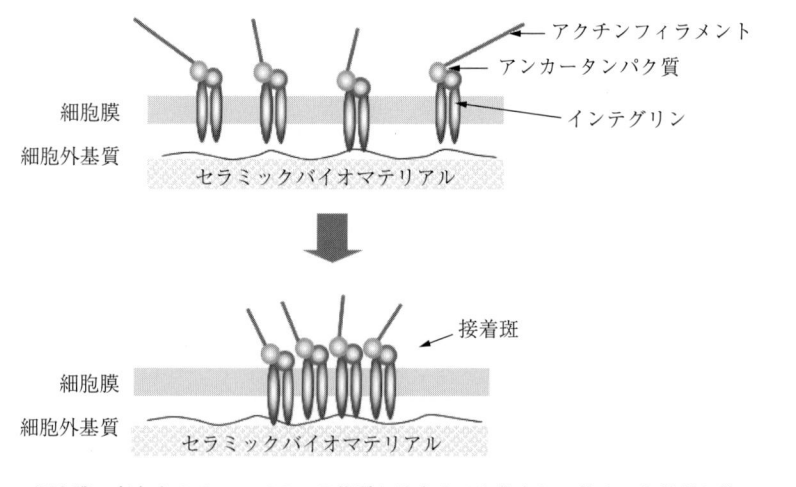

細胞膜に存在するインテグリンが基質と結合すると集合し，集まった場所が接着斑となる。接着斑では細胞内で裏打ちタンパク質と結合し，アクチン線維を通じてシグナル伝達に作用し，細胞骨格や細胞移動などの細胞挙動に影響する

図 3.8　接着斑形成

て細胞内へ伝わると，細胞内インテグリン裏打ちタンパク質とアクチン線維を通じて細胞骨格や細胞移動に関与し，シグナル伝達系を通じて細胞増殖や分化に関与すると考えられている。αアクチニン，ビンキュリン，テーリンなどのアクチン結合タンパク質を介してアクチン線維につながっている。細胞接着が適切に存在するか否かは，アクチン線維のありように影響を与え，細胞形態や運動だけでなく，直接，間接的に細胞増殖や分化にも影響を与えている。

②，③ デスモソームとヘミデスモソームは，外からの引っ張りやずれの力を上皮やその下の結合組織へ伝える「ボタン」のような働きをしている。隣り合う細胞の中間径フィラメントはデスモソームを通して間接的に結合し，組織全体に網目を張り巡らしている。デスモソームには細胞質が高密度で集まった円板があり，それは細胞骨格成分を膜貫通型タンパクリンカーに結びつける細胞内付着タンパク複合体でできている。リンカーはCa^{2+}依存性細胞間接着分子カドヘリンファミリーに属している。ヘミデスモソームは形態学的にはデスモソームと類似しているが，機能的，化学的には異なっている。接触点の場合と同様，ヘミデスモソームにある膜貫通型タンパクリンカーは細胞外マトリックス受容体となるインテグリンファミリーの細胞間接着タンパクとは異なる。細胞内付着タンパクもヘミデスモソームとデスモソームで異なる。

3）ギャップ結合（gap junction） ギャップ結合はコネキシンというタンパク質が六つ集まってコネクソンという筒をつくり，これが細胞膜に穴を開けていて，隣の細胞のコネクソンとの間でトンネルを形成する。低分子化合物やイオンは，外部を通さずにこのトンネルを自由に通過することができるため，細胞間の化学的，電気的シグナルのやりとりを仲介する。

〔2〕 **細胞増殖** 成人の細胞数は生体内において恒常的に保たれているが，これは古い細胞が死ぬのと，増殖した新しい細胞が置き換わることを繰り返しているためである。しかし，組織が傷害を受けた場合は，一時的に旺盛な細胞増殖が行われ，急激な修復と組織再生が見られる。例えば，皮膚組織が損傷した場合，組織傷害が細胞にとって刺激となり，損傷部位周辺の細胞が脱分化する。脱分化した細胞は分裂し，再び皮膚細胞に分化し，損傷が修復される

と分裂が停止する．この分裂と分化のコントロールを失った細胞が，がん細胞である．がん細胞は，増殖のためのシグナルがなくても自ら刺激シグナルを出して際限なく分裂・増殖し，周辺組織を破壊していく性質をもつ．

　細胞は，増殖を始めるためには足場をもとにして細胞が十分に広がり，伸展することが必要であるという足場依存性をもつ．例えば，寒天中に存在する細胞（伸展していない細胞），接着部位が少ない基板上に接着した細胞（少し伸展した細胞），接着部位が多い基板上に接着した細胞（十分に伸展した細胞）の3種類を比較すると，細胞周期のうちDNA合成期（S期）に入る細胞の確率は，それぞれ8％，30％，90％となり，接着・伸展しやすい基板は増殖に適していることがわかる（**図3.9**）．

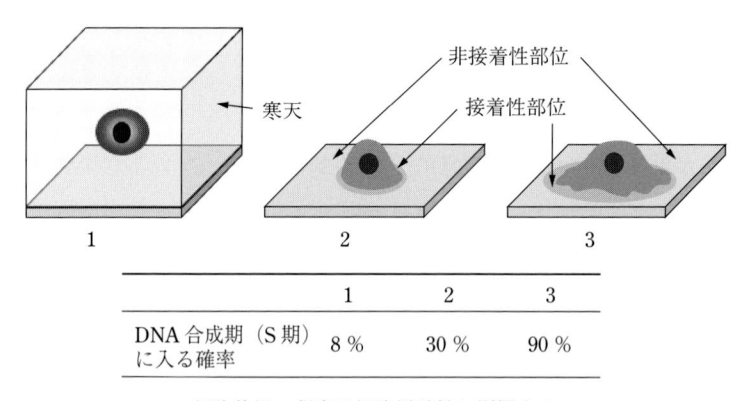

	1	2	3
DNA合成期（S期）に入る確率	8％	30％	90％

細胞伸展の程度は細胞増殖性に影響する

図3.9 細胞増殖に対する足場依存性〔中村桂子，藤山秋佐夫，松原謙一 監訳：細胞の分子生物学（第3版），Newton Press（1999）〕

　アガロースゲル中またはゲル上で細胞は球形のまま維持され増殖することができないが，これは，細胞がアガロースに対する受容体をもっていないため，アガロースゲルの存在を認識できないためである（**図3.10**）．しかし，コラーゲンゲル中に播種した線維芽細胞はインテグリン受容体を介してコラーゲンと結合し，適切な増殖因子存在下では増殖することも可能である．ただし，血球系の細胞は浮遊状態で増殖分化できる．

　血清中には細胞接着因子が含有されているため，培養細胞は培養シャーレに

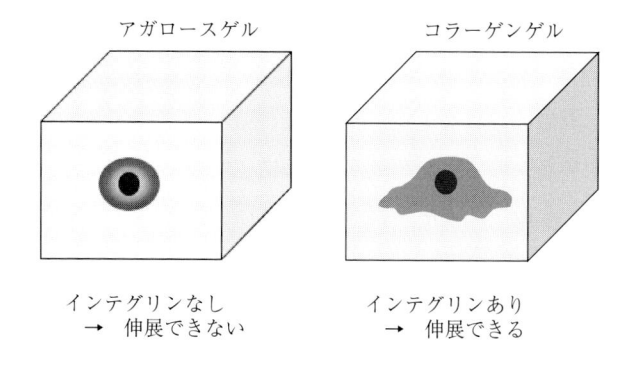

3.1 セラミックバイオマテリアルと細胞

アガロースゲル　　　　　コラーゲンゲル

インテグリンなし　　　　インテグリンあり
→ 伸展できない　　　　→ 伸展できる

基質に対するインテグリンの有無によって，
細胞は伸展できるか否かが決定される

図3.10　ゲルの種類による細胞伸展の可否

接着することができる。細胞はシャーレ内で培養すると，単一の細胞がしだいに増殖して細胞集団の島であるコロニーを形成する（**図3.11**）。コロニーが大きくなると，中心部に近いところの細胞はぎっしり詰まってたがいによく接着することになり，増殖を停止する。周辺部の細胞は少しずつ外側へ向かって遊走しつつ，増殖を続ける。このように，正常な細胞は増殖の接触阻止という性質を示す。側面が，たがいの細胞にしっかり接着するほど密に接着したシート状の細胞集団に増殖因子を与えても増殖反応は鈍い。しかし，一部の細胞を除去すると，細胞集団は新たにできた空間に向かって遊走を始める。空間が大

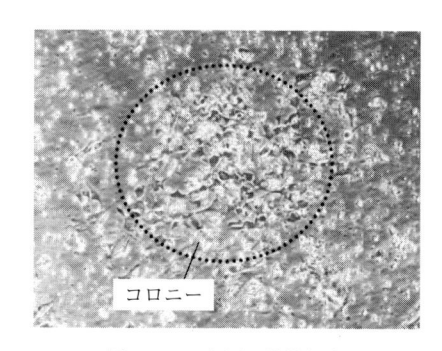

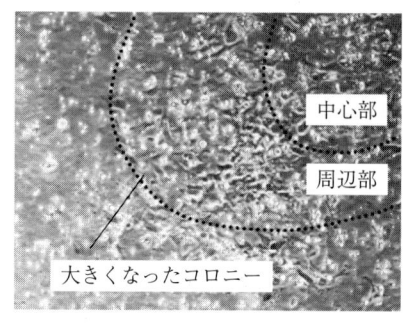

図3.11　左図は培養細胞がシャーレ上で形成するコロニー（細胞集団）を示し，右図は大きく成長したコロニーの中心部と周辺部を示す。ぎっしりと細胞が詰まった中心部では細胞は接触阻止を示す

きければ，一番先の細胞は，どれとも接しないところまで遊走するし，もう少し内側の細胞は，もとの細胞層とまだ接触しているが接触程度は弱まっている．もう少し内側の細胞も接着がゆるみ始める．そのような状況で増殖因子がくると，細胞接着の弱まった細胞が増殖因子に反応して増殖を開始する．

〔3〕 **細 胞 運 動**　　上皮系細胞，結合組織細胞は通常は移動することはないが，傷ができた際には運動，移動を行う．このとき，移動する細胞の前方では新たな接着斑が形成され，後方では，いままで存在していた接着斑が消失するというダイナミックな変化が起きている．アクチン線維の再構築など細胞骨格のダイナミックな変化が起こり，細胞形態を変化させた細胞移動が起こる（図 3.12）．

細胞骨格系にはアクチン系，微小管系と中間径フィラメントがある．このう

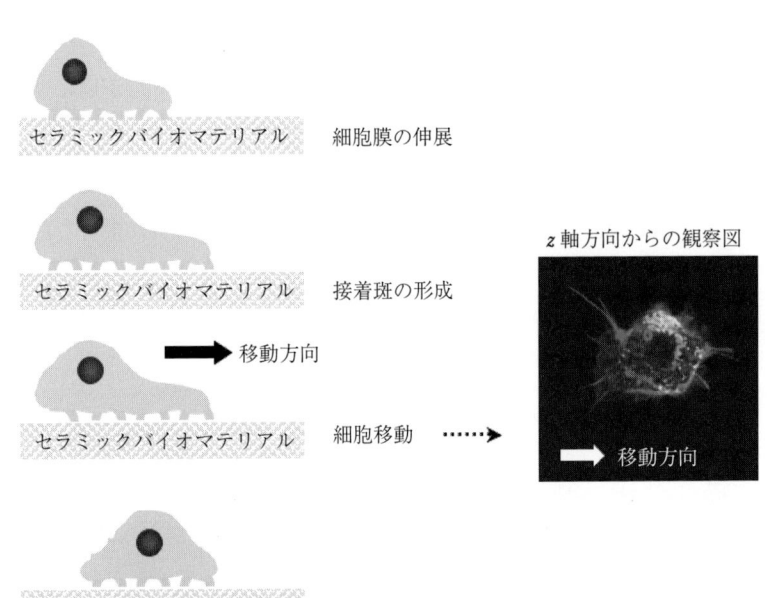

移動細胞の前方では接着斑形成が見られ，後方では接着斑消失が起こる．細胞内部では，アクチン線維の再構築など細胞骨格のダイナミックな変化が起こり，細胞形態を変化させている

図 3.12　細胞移動の模式図

ち，柱や梁の役割を果たす強固な骨格はアクチン系である。微小管系は紡錘体形成や細胞内物質輸送に使われ，中間径フィラメントは機械的ストレスに対して細胞を安定化させるのに関与する。細胞を支え，推進力を与えるのはおもにアクチン系が担っている。単量体のアクチンはそれだけで極性をもって重合し，アクチンフィラメントを形成するが，細胞内にはさまざまなアクチン調節タンパク質が存在し，その速度や形を調節したり，脱重合を行ったりしてアクチンフィラメントのダイナミックな変化を制御している。アクチンフィラメントの形は3種類に大別され，細胞膜周辺で形成される直線上のアクチン線維である糸状仮足（フィロポディア），メッシュ状のアクチンネットワークとして存在する葉状仮足（ラメリポディア），細胞中に見られるアクチンフィラメントの束であるストレスファイバーがある。これら3種類のアクチンフィラメントがたがいにコーディネートされることによって細胞の形態決定や細胞運動が起こる。

　細胞の形づくりや組織，器官などの形成には接着分子が重要である。細胞接着には基質との接着をつかさどるインテグリン系と上皮系組織で見られるような細胞間接着をつかさどるカドヘリン系がある。これらの分子はダイナミックに調節され，細胞運動や組織構築にかかわっている。刺激されていない上皮細胞ではアクチン骨格は接着分子と結合し，細胞や組織の安定化に積極的に働いている。刺激を受け，増殖，運動を開始する際は，接着分子とアクチン骨格系は結合が切られ，ダイナミックに再編されると予想される。上皮系細胞は接着結合を保ったまま集団で動くが，細胞間接着から離脱して基質との接着のみで動く単細胞様の運動をするようになることもある。この現象は，がん化状態のみならず正常な形態形成時にも起こる。細胞接着分子とアクチン骨格系は密接に関係し，上皮系細胞の運動や細胞の形の保持に働いている。

　細胞の運動を調べる方法はいくつかあるが，汎用的方法としてはBoydenチャンバーという小孔を通り抜ける程度を計測する方法や，培養基板面を動く細胞の程度を計測する方法が挙げられる。最も簡便な方法は後者の方法で，Wound healing法とも呼ばれる（**図3.13**）。単層でコンフルエントに培養し

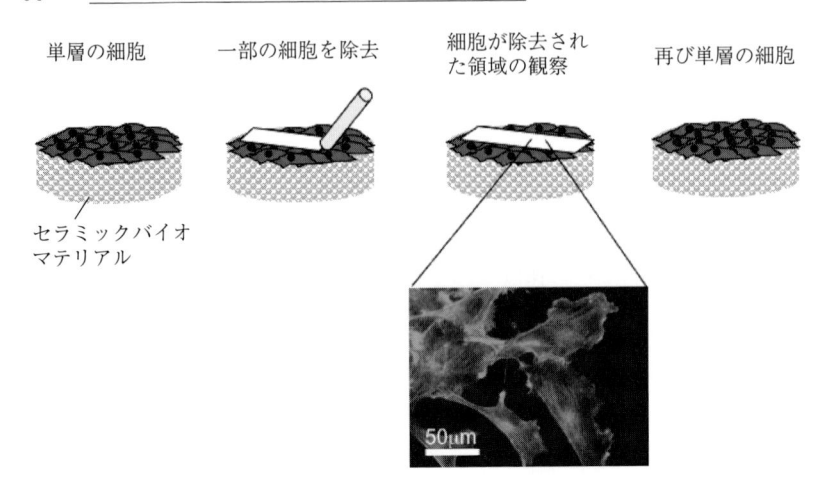

図 3.13 細胞移動を調べる Wound healing 法

た細胞の一部を除去し，間隙を埋める速度解析，個々の細胞の軌跡解析で評価する．

〔4〕 **細胞分化**　再生医療研究において，細胞分化は非常に重要な項目の一つである．細胞分化とは，未分化の細胞が変化して役割に応じた特別な形や機能をもつように特異化するプロセスである．骨伝導に関与する細胞は多種多様であるが，なかでも重要な役割を担う細胞は，骨芽細胞，破骨細胞である．細胞分化は種類によって分化もさまざまであるため，骨芽細胞，骨細胞，破骨細胞（**図 3.14**）について特筆する．

骨芽細胞は軟骨細胞，筋肉，脂肪細胞，腱細胞などと共通の未分化間葉系幹細胞（mesenchymal stem cell）に由来する．未分化な間葉系細胞が骨芽細胞への分化能を獲得すると，骨髄内や骨膜部に存在する骨原性細胞となる．骨原性細胞は前骨芽細胞へ分化し，さらに，それらは骨表面で骨芽細胞へと分化する．このような骨芽細胞の分化過程は，種々のホルモンやサイトカインで調節されている．骨芽細胞は分化過程において骨芽細胞特有の形質を発現し，分化初期過程においてはアルカリフォスファターゼ活性が上昇し，成熟した骨芽細胞はオステオカルシンを発現する．成熟した骨芽細胞から分泌された骨基質

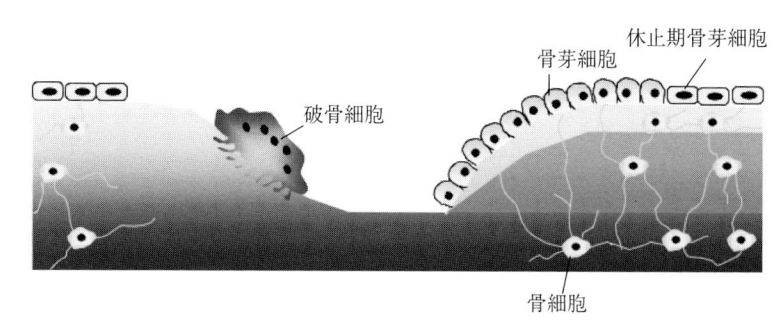

骨形成には骨芽細胞（osteoblast），骨細胞（osteocyte），
破骨細胞（osteoclast）が関与する

図3.14 骨形成に関与する細胞の模式図

は，骨様骨（オステオイド）と呼ばれる未石灰化基質を経て石灰化基質となる。

骨芽細胞は細胞間接着をし，たがいの活性をコントロールし合っている。細胞-細胞間，あるいは細胞-基質間接着には細胞接着分子が重要な役割を担っている（**図3.15**）。

骨芽細胞は接着分子を発現することにより，隣の骨芽細胞と連絡し合いながら骨基質内で蜜な細胞間ネットワークを形成し，骨形成をコントロールしていると推測されている。代表的な細胞接着分子としては，細胞-細胞間接着分子

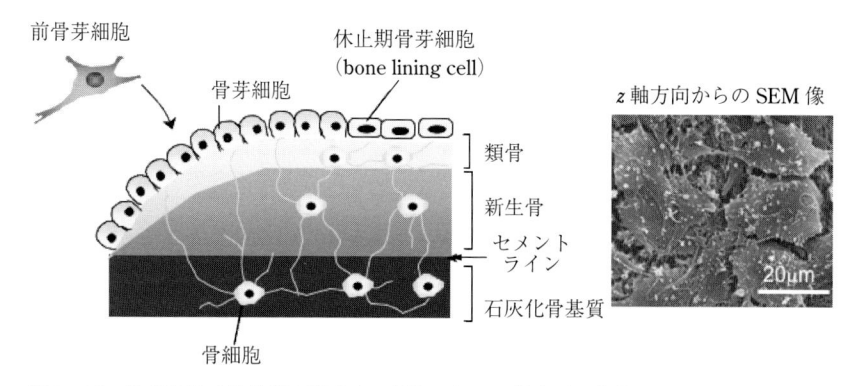

図3.15 骨芽細胞は骨基質を形成する細胞である。骨表面に存在し，たがいに細胞間接着をして制御し合う。SEM写真は培養骨芽細胞を示しており，細胞どうしが重なり合い，細胞外基質を産生している。休止状態の骨芽細胞は lining cell と呼ばれ扁平形をしている。骨芽細胞が成熟し，自ら産生した骨基質に埋没すると骨細胞となる。骨細胞はたがいに細長い突起で連結され，ギャップジャンクションを形成して制御し合う

であるカドヘリン，細胞-マトリックス間接着分子であるインテグリンが知られている．骨芽細胞はこのような細胞接着因子を介して，近くの細胞あるいは基質に接着し，細胞内シグナリングを活性化している．その結果，骨芽細胞の増殖，分化が変化する．特に，セラミックバイオマテリアルと細胞の接着には，細胞-マトリックス間接着分子の関与が考えられている．セラミックバイオマテリアル表面と細胞はこれらの接着分子によって接着し，セラミックス表面の情報を細胞内に収集し，情報によってさまざまな細胞応答を行う．

骨細胞は骨芽細胞が骨形成を終えて休止状態になった成熟細胞（図3.15参照）で，その役割は未知の部分が多い．しかし，運動や重力によってかかる機械的・物理的刺激に応答して骨量維持に関与していると考えられている．骨芽細胞は周囲に基質を産出し，基質の石灰化が進行するにつれて，石灰化組織のなかに埋もれていく．最終的に細胞活性のきわめて低い骨細胞に分化する．骨細胞どうしは細長い突起で連結され，ギャップジャンクションを形成している．破骨細胞は骨吸収において中心的に働く細胞であり，効率よく骨吸収を行うためにさまざまな細胞内小器官が発達し，それらは特徴的な分布を示している（図3.16，口絵3）．

破骨細胞による骨吸収はいくつかのステップに大まかに分けることができ，① 骨基質に接着し極性をもつようになる段階，② 波状縁より能動的に酸や酵素を分泌する段階，③ アポトーシスを起こして死んでいく段階，である．

まず，①段階目では，破骨細胞の骨基質への接着には，インテグリンによる骨基質中のRGD配列を含んだタンパク質の認識が重要であると考えられている．これまでに破骨細胞には，$\alpha_v\beta_3$インテグリン，$\alpha_2\beta_1$インテグリン，$\alpha_v\beta_1$インテグリンが発現されていることが示されている．②段階目では破骨細胞は能動的に酸や酵素を分泌することで骨組織を吸収する．破骨細胞の波状縁上にはプロトンポンプが存在し，波状縁直下はpH4〜5程度の酸性に保たれている．酸や酵素によって変性した骨基質タンパク質は，波状縁よりエンドサイトーシスによって細胞内に取り込まれ，トランスサイトーシスを経て外側基底膜の一部から細胞外へ放出される．③最終段階において，破骨細胞は分裂能の

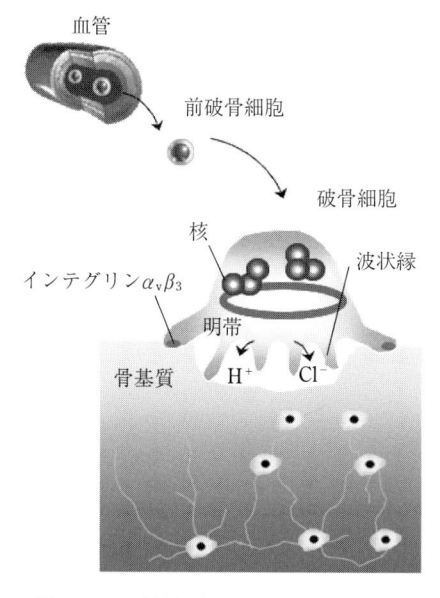

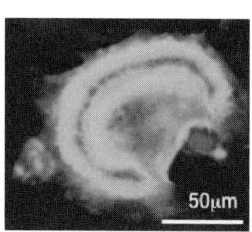

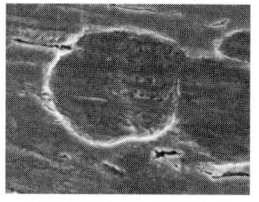

3.1 セラミックバイオマテリアルと細胞　　63

図3.16 破骨細胞は骨基質を吸収する細胞である。左の蛍光像（口絵3参照）は分化・活性化された破骨細胞が明帯を形成し，多核化している破骨細胞を示している。破骨細胞はインテグリンを介して骨基質表面に接着し，骨基質と細胞膜間に波状縁を形成して酸を分泌し骨基質を溶かす。右下図は吸収された骨基質表面（吸収窩）のSEM像である

ない最終分化した細胞であり，役目を終えた破骨細胞はアポトーシスを起こして細胞死に至る。

　破骨細胞は通常，数〜20個前後の核をもつ巨大な多核細胞で，骨表面に密着した状態で骨を吸収する。破骨細胞形成には骨芽細胞との直接接触が必要である。後述の骨量維持に必須のサイクルである骨リモデリングは，破骨細胞による骨吸収によって開始される。破骨細胞による骨吸収が正常に始まれば，骨形成が続き，骨リモデリングのバランスがうまく保たれるので骨量は一定に維持される。つまり，破骨細胞が正常に機能しないと骨リモデリングのバランスが崩れ，骨量が正常に維持されない。

　セラミックバイオマテリアルが埋入される環境は巨視的には骨組織である。骨組織は各部位に付加される外力に応じて形態を変化させ，活発な再構築を営

みつつ，その構造，骨量，強度を維持している。骨組織の機能は，重力に抗して体重を支え運動機能を保持することと，体内のカルシウム貯蔵庫としてつねに必要に応じて吸収を受けて，カルシウムを血液中に動員する役割を果たすこと，さらに，造血部位の保持を行うことである。これらの機能を果たすために，骨は 120 〜 150 日程度のサイクルでつねに骨吸収と骨形成を行っており，その過程は骨リモデリングと呼ばれている（**図 3.17**）。

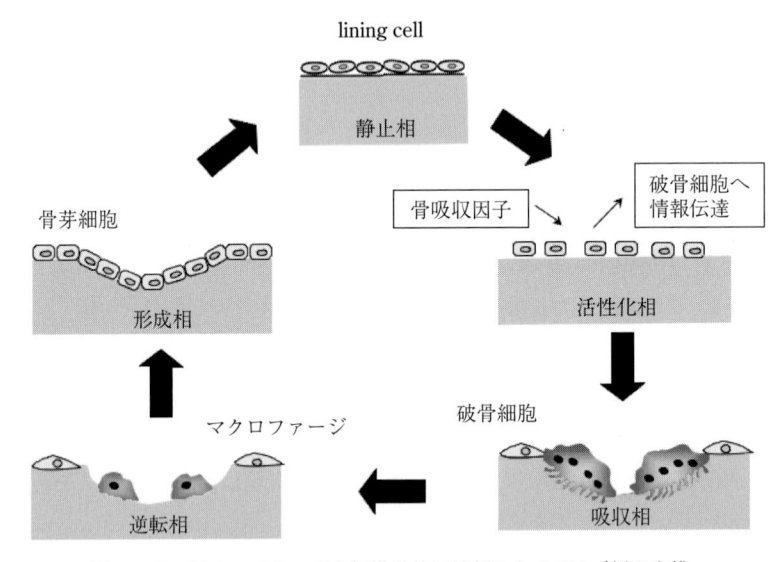

図 3.17 骨リモデリングを組織学的に分類したモデル〔須田立雄，小澤英浩，高橋栄明：骨の科学，医歯薬出版 (1985)〕

骨リモデリングは組織学的に四相に分類されている。すなわち，活発な骨吸収や骨形成を営んでいない骨表面は lining cell と呼ばれる扁平な骨芽細胞により覆われている（静止相）。副甲状腺ホルモンやインターロイキン-1 などの骨吸収を促進するホルモン，サイトカインが lining cell に作用すると，lining cell が活性化される（活性化相）。また，骨芽細胞から破骨細胞系細胞への情報伝達により，破骨細胞の分化と遊走が生じ，骨吸収が起こる（吸収相）。その後，骨吸収窩にマクロファージが出現する逆転相を経て，骨芽細胞による骨形成が行われる（形成相）。骨形成が完了すると骨表面は再び lining cell に覆われ静

止相に入る。

通常の骨リモデリングでは骨吸収量と骨形成量はほぼ等しく，骨量の変動は認められない。これは骨吸収と骨形成のカップリングと呼ばれるが，骨芽細胞と破骨細胞間の情報伝達が重要な役割を果たしている。骨芽細胞から破骨細胞への情報伝達では，副甲状腺ホルモンなどの骨吸収促進因子が骨芽細胞に存在する特異的受容体を介して破骨細胞に作用する。また，破骨細胞から骨芽細胞への情報伝達では，骨基質中に存在する各種サイトカインが破骨細胞による骨吸収の際に骨基質から遊離し，骨芽細胞に作用する。

骨芽細胞，骨細胞，破骨細胞は骨形成にかかわる細胞として広く研究されている。骨芽細胞に関しては細胞株が数多く樹立されていること，比較的培養しやすく増殖もしやすいことから，セラミックバイオマテリアルと骨芽細胞の相互作用については徐々に明らかにされつつある（図3.18）。

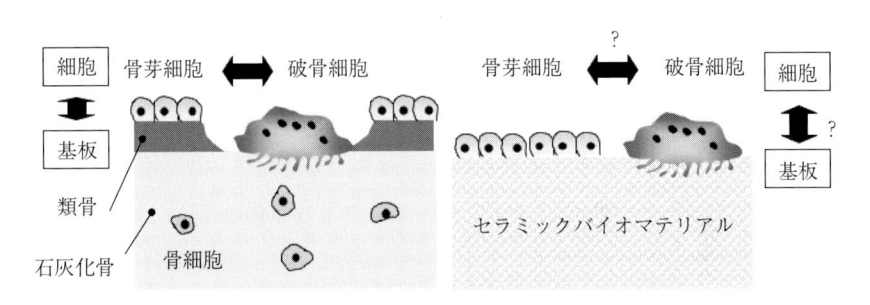

細胞挙動は基板との相互作用が重要であることから，骨基質，セラミックバイオマテリアル上における各細胞挙動の研究が重要である

図3.18 細胞-細胞間，細胞-基板間の相互作用

骨細胞は骨基質に埋没している状況ゆえに単離が難しく未知の部分もあるが，単離・培養例が報告され，しだいにその機能が明らかになってきた。しかし，破骨細胞は最終分化した増殖能のない細胞であり，株細胞が存在しないことから機能メカニズムは明らかになっていなかったが，近年，単離法が確立され，分子生物学的方法の応用によってそのメカニズムが解明されてきた。これらの知見を踏まえたうえで，石灰化骨や類骨上，プラスチックシャーレ上，セ

ラミックバイオマテリアル上という基板の相違が上記細胞挙動に与える効果については，今後，分子レベルでの検討が期待される。

上述したように，細胞接着，増殖，移動，分化をはじめとする一連の細胞挙動は，基板との相互作用が重要であることから，骨組織と同様の刺激を細胞に与え得ることが望ましい。そのためには，骨組織表面とセラミックバイオマテリアル表面の双方について，これまでの知見が重要であると考えられる。

3.1.3 生体硬組織とセラミックバイオマテリアル

本項では，骨組織とセラミックバイオマテリアルの相違について解説する。まず，生体硬組織とセラミックバイオマテリアルの大きな相違は有機物を含有するか否かである。生体硬組織は細胞外基質としてのタンパク質からサイトカインまでさまざまな分子を含有している。これに対し，いうまでもなくセラミックバイオマテリアルはそれらを含有しない。このことは材料学的には力学的性質に影響しているが，生物学的には含有タンパク質による細胞接着性などに影響している。

成人の生体内には206個の骨が存在しており，それぞれの骨が独自の役割を担っているため，その構成成分は生体内部位によって異なるが，無機質が40～50％，有機質が29～35％，水が15～30％である。骨は基質が石灰化した組織であり，骨芽細胞が産生した増殖因子も含まれている。骨基質はコラーゲンと非コラーゲン性基質に大別され，コラーゲンは骨基質の80～90％を占めるタンパク質である。骨基質を構成しているのはほとんどがI型コラーゲンで，非コラーゲンタンパク質は骨基質の10～15％を占めている。石灰化基質の無機主成分は化学量論組成をもつハイドロキシアパタイトとは異なり，さまざまなイオンを含有しているが，特に炭酸イオン含有率が高い。生体骨はおもにハイドロキアパタイトとコラーゲンから形成されているため，ハイドロキシアパタイトの機械的強度を強化し，靱性を与えている。

細胞が増殖，分化，移動などの機能を発現する場合，細胞外基質と細胞が有する細胞外基質受容体インテグリンとの関係は，細胞の接着とそれに続く細胞

内シグナル活性化にきわめて重要である。インテグリンと結合する大部分の細胞基質には RGD（Arg（アルギニン）-Gly（グリシン）-Asn（アスパラギン酸））のアミノ酸配列が存在していることが知られているが，骨には RGD 配列を有する細胞外基質タンパク質が数多く見られる。非コラーゲン細胞外基質タンパク質としては，フィブロネクチン，トロンボスポンジン，ビトロネクチン，フィブリン，オステオポンチン，骨シアロタンパク，マトリックス-gla-タンパク，オステオカルシンなどがある。

1926 年，Bassett らによって硬組織の無機構成物はハイドロキシアパタイトと類似の X 線回折像を示すことが明らかにされた。その後のさまざまな材料学的解析により，生体骨は炭酸を含有するハイドロキシアパタイトであると考えられている（**図 3.19**，**図 3.20**）。

バイオミネラルが化学量論組成のハイドロキシアパタイトであれば，Ca/P（重量比）= $(10 \times 40.08)/(6 \times 30.975) = 2.15$ である。しかし，実際の硬組織の

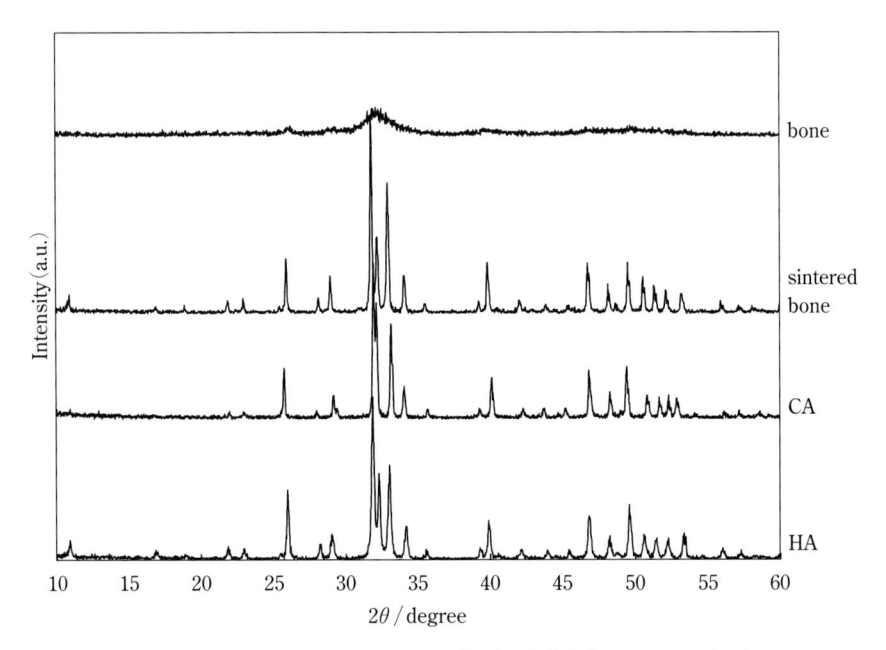

図 3.19 ハイドロキシアパタイト（HA），炭酸含有アパタイト（CA），骨（bone），加熱処理済骨（sintered bone）の X 線回折

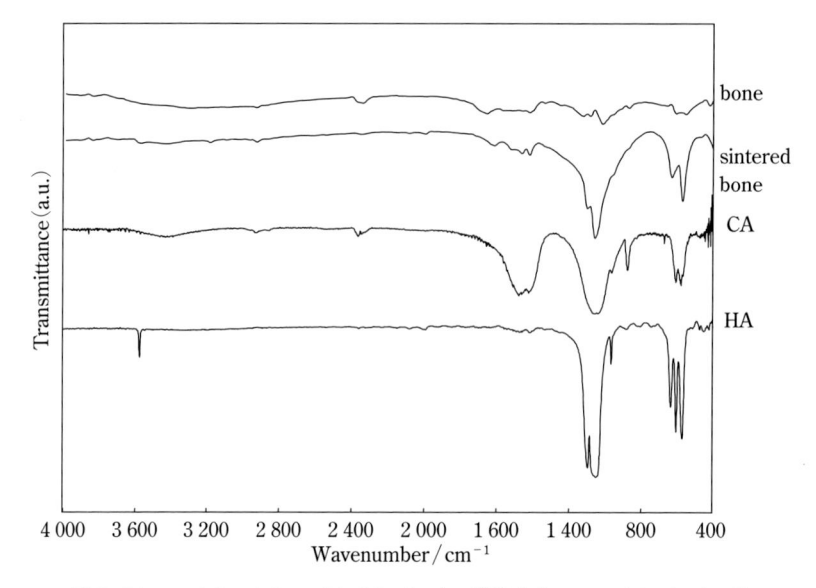

図3.20 ハイドロキシアパタイト（HA），炭酸含有アパタイト（CA），骨（bone），加熱処理済骨（sintered bone）の赤外吸収スペクトル

重量比は骨で2.33，歯のエナメル質で2.03，象牙質で2.08となり，化学量論組成とは異なる値を示す．これは，硬組織にはイオン吸着，イオン交換反応により，炭酸，ナトリウム，マグネシウム，塩素，カリウムなどの種々のイオンが含まれているためである．このことは力学的性質，溶解性などの材料特性，ぬれ性や表面粗さなどの表面特性に影響し得ると考えられる．

3.1.4 バイオミネラリゼーション機構

硬組織内におけるバイオミネラル形成機構は十分には明らかにされていない．つまり，アパタイト結晶が直接既出して結晶が成長していくのか，アパタイトの前駆体が生成し，アパタイトに転化していくのか，について解明されていない．後者の前駆体説では，アパタイトの前駆体として，不定形（非晶質）リン酸カルシウム（ACP：$Ca_3(PO_4)_2 \cdot nH_2O$），第二リン酸カルシウム二水和塩（DCPD：$CaHPO_4 \cdot 2H_2O$），第三リン酸カルシウム（TCP：$Ca_3(PO_4)_2$），リン酸オクタカルシウム（OCP：$Ca_8H_2(PO_4)_6 \cdot 5H_2O$），欠陥ハイドロキシア

パタイト（DOHA：$Ca_9(HPO_4)_2(PO_4)_5(OH)$）が考えられている。

硬組織は血液との間で動的平衡状態にある。血漿中ではカルシウムとリン酸は低濃度であるため，骨組織を構成するハイドロキシアパタイトが，いかに生体内で沈澱するかは難しい問題である。骨や歯の有機マトリックスにリン酸カルシウムが沈着することを，一般に石灰化（calcificationまたはmineralization）と呼んでいる。石灰化の機構を考えるにあたり，まず問題となるのは，カルシウムとリン酸イオンについての血液（組織液）のイオン積と骨ミネラルの溶解度（積）の関係である。健常人の体内カルシウム濃度は2.5mMで，血清中のイオン化カルシウム濃度は1.33mMであるため，血清中のカルシウムイオン活動度（$A_{Ca^{2+}}$）は，カルシウムの活動度定数0.36をかけて$A_{Ca^{2+}} = 0.48 \times 10^{-3}$である。一方，生体中に存在するリン酸化合物は，オルトリン酸（H_3PO_4），またはピロリン酸（$H_4P_2O_7$）の誘導体であり，ヒト骨中には600gのリン酸が存在している。血清中（pH7.4）では，全無機リン酸の80％がHPO_4^{2-}，19％が$H_2PO_4^-$，0.008％がPO_4^{3-}として存在している。無機リン酸イオン濃度は年齢や代謝状態によって変動するが，下限値（空腹時の成人）1mM〜上限値（小児）2mMである。血清中のリン酸イオン活動度は，リン酸イオン活動度定数0.23をかけて，下限で$A_{HPO_4^{2-}} = 1.9 \times 10^{-4}$，上限で$A_{HPO_4^{2-}} = 3.7 \times 10^{-4}$である。よって，血清中のハイドロキシアパタイトの溶解度積は$A_{Ca^{2+}} \times A_{HPO_4^{2-}} = 0.91 \times 10^{-7} \sim 1.8 \times 10^{-7}$である。

図3.21のAで表される範囲は正常な血清中のイオン溶解度積，Bは自然に沈着が生じ得る点（第二リン酸カルシウムの溶解度積：2.3×10^{-7}），Cはハイドロキシアパタイトの溶解度積（0.4×10^{-7}）を示す。ハイドロキシアパタイトを形成するには，Bまで溶解度積が上昇するか，A→A*→Cと反応が進行するようにアパタイト結晶形成に必要なエネルギーを低下させるような触媒が関与しなければならない。そして，いったんハイドロキシアパタイト結晶が形成されれば，アパタイトと血清との間にACの→で示される平衡が成立する。

硬組織の石灰化機構に関しては，さまざまな実験が行われ多くの仮説が提唱されてきた。1958年までの30年間はR. Robisonの押し上げ説（アルカリフォ

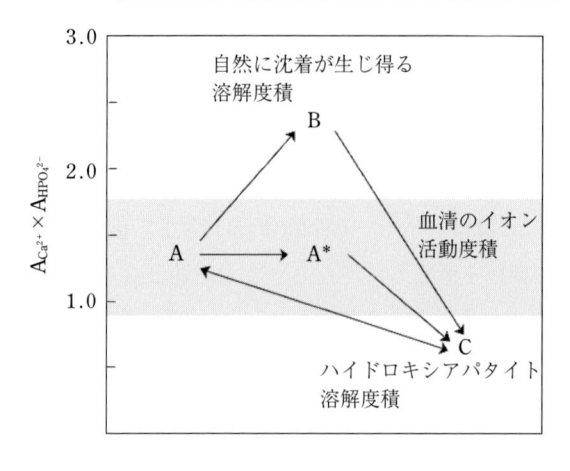

図3.21　正常血清中ハイドロキシアパタイトの溶解度積(A)，自然沈着が生じる溶解度積(B)，ハイドロキシアパタイトの溶解度積(C)の関係図

スファターゼ説），続く10年はNeuman夫妻のエピタキシー説（核形成説）が主流であった。1960年代の終わりになって石灰化組織のマトリックスに基質小胞が発見され，この小胞が押し上げ説とエピタキシー説の両者に関係する酵素や物質を含有していたことから，現在では両機構とも起こり得ることが示唆されている。

R. Robisonが提唱した押し上げ説においては，石灰化の際には局所のカルシウムあるいはリン酸濃度が高まることが必要で，溶解度積を超えれば無機塩の析出が起こるとされた（**図3.22**）。有機リン酸エステルがアルカリフォスファターゼ（ALP）によって弱アルカリの条件下で加水分解されると，リン酸濃度が局所的に高まり，それが骨ミネラルの溶解度積を超えると考えた（図3.22(a)）。しかし，フォスフォアターゼ基質となるリン酸エステルが同定できなかったため，H. FleischとNeuman夫妻らは逆の発想をした。つまり，石灰化部位におけるALPの役割は「石灰化を起こすハイドロキシアパタイトに吸着して結晶毒として結晶成長を阻止するピロリン酸をオルトリン酸に分解し，結晶成長阻害物質の除去を行うこと」であると考え立証した（図3.22(b)）。

石灰化を起こすために体液のカルシウムやリン酸濃度を高める必要があるとすれば，体液は骨や歯の骨ミネラルに対して不飽和であるということになる。しかし，W. F. NeumanとM. W. Neumanらによる以下の実験によって，血清

(a) R. Robison の押し上げ説モデル

リン酸エステル + H_2O →(アルカリフォスファターゼ／弱アルカリ) R-OH + オルトリン酸

(b) H. Fleisch と Neuman 夫妻のエピタキシー説モデル

ピロリン酸 + H_2O →(ピロフォスファターゼ) オルトリン酸 + オルトリン酸

図 3.22 石灰化機構におけるアルカリフォスファターゼの役割

は骨ミネラルに対して過飽和であることが証明された（**図 3.23**）。

　血清の限外ろ過液（血清からタンパク質などの高分子物質を除去した液）と等しいイオン組成をもつ溶液を人工的に調整し，有機質を除去した骨粉を加えて撹拌し，遠心分離を行ったあとに，上清のカルシウム，リン酸濃度を測定した。沈殿に翌日再び新しい溶液を加えて同様の処理を繰り返し行うと，最初の

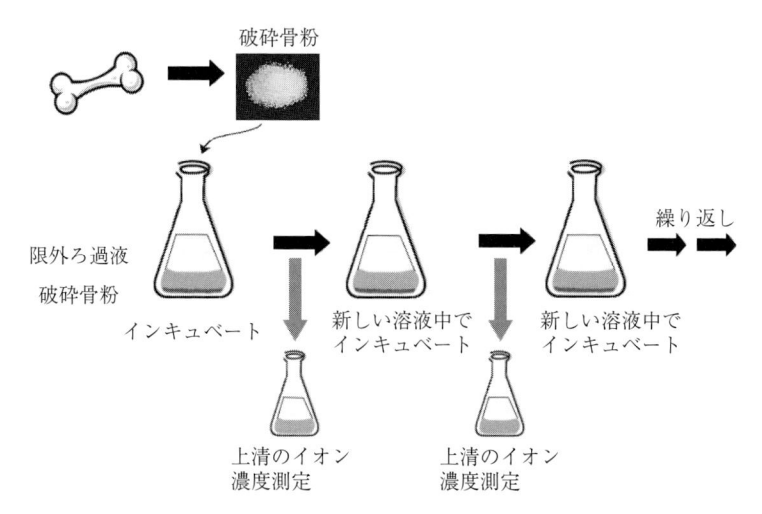

図 3.23 Neuman 夫妻によって行われた「血清は骨ミネラルに対して過飽和である」ことを示した実験のストラテジー

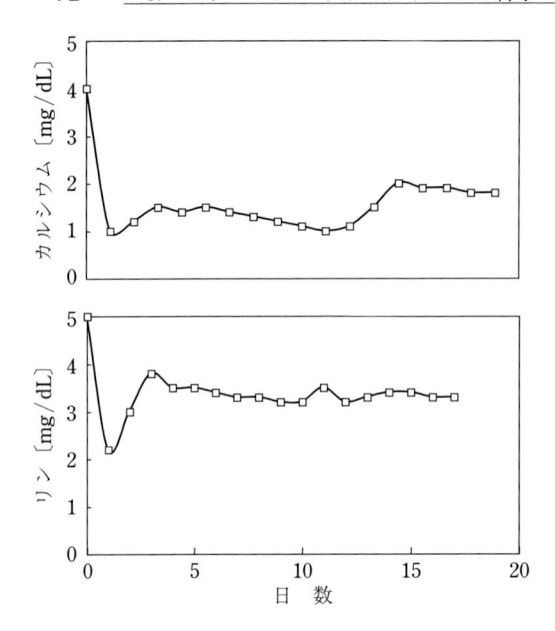

図3.24 Neuman 夫妻による図3.23の実験結果〔W. F. Neuman and M. W. Neuman, 荒谷真平訳：骨の生化学, 医歯薬出版 (1960)〕

「血清は骨ミネラルに対して過飽和である」を示している

数日以降はカルシウム，リン酸濃度はほぼ一定となった（**図3.24**）。

この実験条件における骨ミネラルの溶解度は，$A_{Ca^{2+}} \times A_{HPO_4^{2-}} = 18/40$（Ca原子量）$\times 0.36 \times 10^{-3} \times 41/31$（P原子量）$\times 0.81 \times 0.23 \times 10^{-3} = 0.40 \times 10^{-7}$ となるが，この値は血清の溶解度積の約半分である。第二リン酸カルシウムの溶解度積は 2.3×10^{-7} であるから「血清は第二リン酸カルシウムに対しては不飽和であるが，骨ミネラルに対しては過飽和である」と考えられる。カルシウムとリン酸を含む水溶液でそれらの濃度を高めていくと，最初に析出する結晶は第二リン酸カルシウムであり，それは自然に水解して熱力学的により安定なハイドロキシアパタイトに変化する。

W. F. Neuman と M. W. Neuman らは，骨の無機基質は沈澱するのではなく，結晶形成過程で発達するという仮説，エピタキシー説（1958年）を唱えた。しかし，エピタキシー説においては最初に析出する結晶はハイドロキシアパタイトまたはその前駆体であるとされている。図3.21のAからBへの反応が起こるための活性化エネルギーを引き下げるために必要な触媒反応はエピタキシー（核形成）と呼ばれ，結晶形成の母体となっているものは有機性マトリッ

クス（骨ではⅠ型コラーゲン）であると考えられている。Neuman 夫妻らは，カルシウムとリン酸濃度を変化させた溶液中における *in vitro* 石灰化実験を行った。自発的結晶沈着は溶液のイオン積が第二リン酸カルシウムの溶解度積を超えないと起こらないが，溶液の中にⅠ型コラーゲンを入れると溶解度積を超えなくても起こった。このことからコラーゲンがハイドロキシアパタイト核形成の母体となり得ることが示された。

基質小胞は，E. Bonucci と H. C. Anderson らによって骨端軟骨の細胞外基質中に見いだされた直径 30 〜 300 nm の膜性小器官である（**図 3.25**）。石灰化開始部位では特徴的に結晶様構造物がその内部や膜に沿って出現し，結晶様構造物はしだいに基質小胞を満たし，小胞外へと突出する。基質小胞にはALP をはじめとする種々の酵素が含まれており，結晶析出のための条件を整

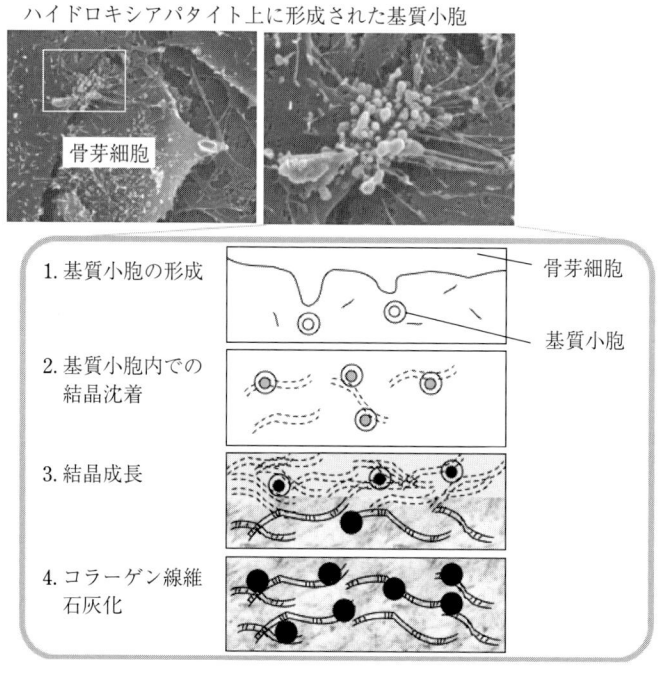

図 3.25 ハイドロキシアパタイト上で培養した骨芽細胞が産生した基質小胞と，基質小胞形成モデル

えている。以上のように，石灰化機構に関しては基質小胞を主役とした石灰化により進行することが明らかになっている。基質小胞性の石灰化は押し上げ説（ALP説）とエピタキシー説（核形成説）の基礎の上に成り立っている。

3.1.5 硬組織進化から見たバイオミネラル

バイオミネラルとして生体内に無機物質をもつ生物は脊椎動物だけでなく，細菌，植物，海綿動物，珪藻類，軟体動物，節足動物（甲殻類）でも見られ，生態系内に広範囲で分布している。しかし，これらの生物は異なる沈着無機物，有機基質，役割をもつ。

まず，沈着無機物であるが，無脊椎動物や植物は，炭酸カルシウム，セレスタイト（$SrSO_4$），シリカ（$SiO_2 \cdot 2H_2O$）などから構成されている（図3.26）。代表的生物である軟体動物の貝殻，節足動物のカニの甲羅などは炭酸カルシウムで構成されており，ほとんどの無脊椎動物が硬組織で炭酸カルシウムから構成されているといっても過言ではない。これに対して，脊椎動物は，爬虫類と鳥類の卵殻，硬骨魚類と哺乳類の平衡石（耳石）が炭酸カルシウ

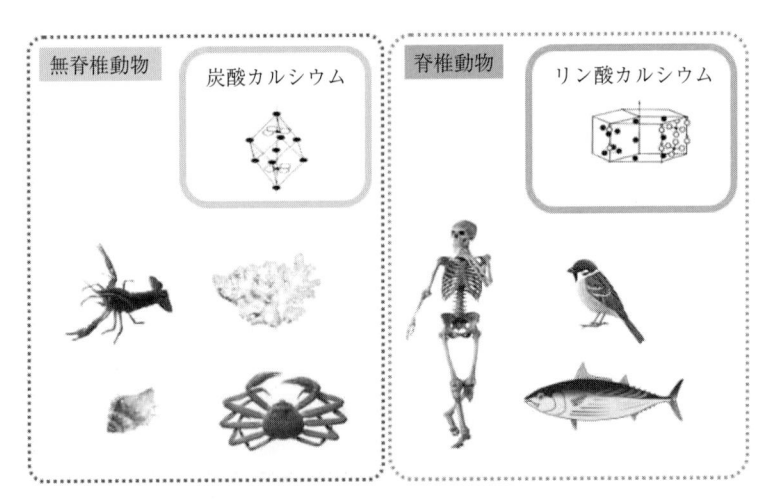

無脊椎動物の無機構成成分は炭酸カルシウム，脊椎動物の無機構成成分はリン酸カルシウムである場合が多い

図3.26 無機構成成分による分類

ムから構成されているのを除くと，他の硬組織はリン酸カルシウムから構成されている．

つぎに，有機基質についてであるが，植物の有機基質はセルロース，軟体動物の貝殻はコンキオリン，節足動物の甲羅はキチンで構成されている．これに対して脊椎動物の有機基質は，大部分がコラーゲンからなり，例外として軟骨のグリコサミノグリカン，歯のエナメル質のエナメルタンパクがある．

最後に，役割についても異なっている．無脊椎動物の硬組織の役割は自己防衛であると考えられている．硬組織を外側につくることによって，外敵による攻撃からの防御の役割を果たしている．これに対して脊椎動物では硬組織は体液の恒常性を維持する「無機イオン貯蔵器官」としての役割をもつ．初期の進化は海水中で行われ，生物が海水中に生息していたときは，海水とイオン交換を行うことによって体液調節を行うことができたが，陸地へ生息地が移動すると海水の利用が不可能になる．そこで，硬組織へミネラルを蓄積することによって体液の恒常性を獲得した．

生物と海水の元素組成を比較するとほとんど同じであることから，生命は海から誕生したと考えられている．ただし，リンは例外的存在であり，生物には海水の約 1 000 ～ 2 000 倍の濃度が含まれている（**図 3.27**）．海水中のリン濃度は非常に低く，わずか 0.001 mM である．これに対して，ヒトではリンは十大元素中第 7 位を占め，その量は体重 60 kg の成人で 700 g に達し，1 ～ 2 mM である．生体系のエネルギー代謝において，エネルギー担体として中心的役割を果たしている ATP をはじめ，生体内での重要な合成，分解反応は，ほとんどリン酸エステルの形で進行し，リン酸は遺伝情報，タンパク質生合成に不可欠な DNA や RNA の主要構成成分である．また，細胞膜および細胞内情報伝達は，プロテインキナーゼと呼ばれるタンパク質のセリン／トレオニン残基，あるいはチロシン残基をリン酸化する酵素を介して行われることが多い．このように生体内でのリン酸の重要な役割を考え合わせると，炭酸カルシウムからリン酸カルシウムへの切替えが起こったことは非常に意義深い．カルシウムやリン以外にも，マグネシウムでは約 60 ％，ナトリウムでは 25 ％ が骨

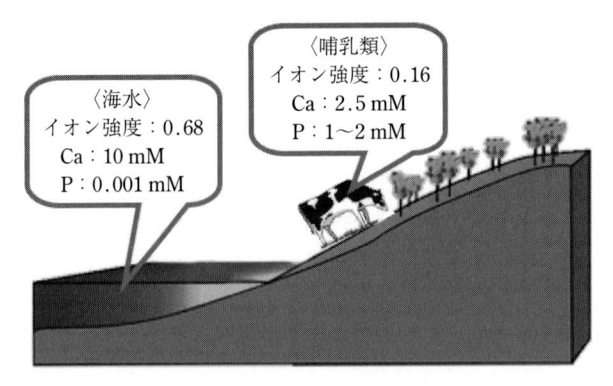

〈海水〉
イオン強度：0.68
Ca：10 mM
P：0.001 mM

〈哺乳類〉
イオン強度：0.16
Ca：2.5 mM
P：1〜2 mM

海水に比べて哺乳類体液ではイオン強度とカルシウム濃度が減少し，リン濃度が増加している

図 3.27 海水と哺乳類体液のイオン強度，カルシウム濃度，リン濃度の比較

に保持されて，体内のミネラルの恒常性の維持にあたっている．海に棲む魚類が海水とイオンのやり取りを自由にできるのに対し，陸に移り棲むようになった動物は，溶かして再利用できるリン酸カルシウムで構成される骨をミネラル源として利用している．

また，生物の進化に伴い，動物の生息地は，海水→河口→淡水→陸地へと移行し，この過程で動物は体液の総塩類濃度（$\mu = 0.16$）を海水（$\mu = 0.68$）のほぼ1/4に下げて，体液の恒常性と浸透圧の独立性を獲得することに成功した．個々のイオンの変化の割合は異なり，ヒトの血清中のカルシウム濃度は海水の1/4，マグネシウムに至っては1/50に低下している．

3.2 組織工学用生体活性セラミックス

3.2.1 再生材料とスキャフォールド

ヒトの組織は再生の可否という観点から分類すると三つに分けられる．一つめは，まったく再生できない細胞からなる非再生系組織で，神経組織と筋肉組織の横紋筋，心筋が含まれる．二つめは，通常の生理的状態で再生を行う生理

的再生系組織で,表皮,消化管上皮,血球系細胞が含まれる。通常状態で細胞分裂を行う幹細胞があり,増殖・分化する細胞を産生し,分化して一定期間機能した細胞は死んでいくというサイクルを繰り返している。三つめは,通常状態では再生していないが,傷を受けた際には旺盛な再生力を示す条件再生系組織で,上皮系組織,臓器の実質細胞,血管内皮,肝臓,結合組織である。

　もし,事故や病気など何らかの原因によって細胞,組織,臓器が損傷した場合,条件再生系組織でかつ小さな損傷であれば,適切な処置を行えば自然治癒力によって回復する。しかし,条件再生系組織であっても大きな損傷である場合や非再生系組織であれば自然状態での回復は望めない。そのような場合には,人工材料を用いた工学的アプローチや皮膚移植,骨髄移植,臓器移植などの細胞移植を用いた生物学的アプローチを行うことになる(図3.28)。再生医療では,低侵襲性,高安全性で患者の負担をできるだけ軽減しつつ,目的の臓器を再生し機能回復することが目的である。そのため,再生のためのアプローチは損失部位や損失程度によって適した治療方法が選択される。

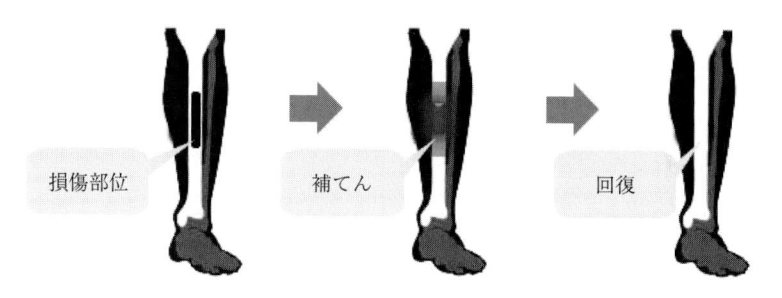

図3.28　硬組織損傷に対する人工材料を用いた工学的アプローチ

　本節ではバイオマテリアルが関与する工学的アプローチについて特筆したい。バイオマテリアルは再生医療において *in vivo* (生体内)または *in vitro* (生体外)で再生のための足場として適用され得る。*in vivo* では,生体内にバイオマテリアルを設置することによって,周囲の細胞が増殖・分化しやすい空間を提供するために用いるというストラテジーである。

　例えば,骨補てん材は損失した骨組織へ適用されるが,周囲に存在する骨芽

細胞が増殖・分化しやすい再生のための空間を提供し，骨芽細胞が細胞外基質として骨組織を再生すると考えられている．そのため，骨芽細胞が侵入しやすい多孔構造の材料，骨芽細胞増殖因子や骨芽細胞接着促進タンパク質を含ませた材料が開発されている．*in vitro* では，生体内で再生のための空間を提供することが困難な場合，いったん生体外でバイオマテリアルと細胞とを相互作用させ適当な段階まで細胞を成長させてから，細胞単独あるいは細胞材料を生体内に埋植するというストラテジーである．このとき使用する細胞として注目されているのが，適応組織形成前駆細胞，場合によっては成熟細胞，そして最も注目されているのが体性幹細胞，ES 細胞，iPS 細胞である．

3.2.2 ES 細胞，iPS 細胞への応用

プラナリアやイモリは優れた再生能力を備えていることから，その再生機構が長年研究されている．損失組織部位では再生芽が形成され，そのなかで一度，筋肉や軟骨などになった細胞が筋肉や軟骨になる前の状態に戻り，それらの細胞が増殖し，再び機能をもった筋肉細胞や軟骨細胞へと変わると考えられ

コーヒーブレイク

「細胞」はラテン語で「小部屋」を意味する「Cellua」に由来し，「Cell」と名付けられた．名付け親は，物理学分野における「フックの法則」（ばねの伸び縮みに関する法則）を発見したイギリスの R. Hook である．Hook は自ら組み立てた倍率 30 倍程の顕微鏡でコルクの細胞を観察し，死んで中身がなくなった植物細胞の細胞壁を発見した．Hook が考案した顕微鏡は，レンズで油炎の光を集光し，対物レンズと接眼レンズで観察する仕組みをとり，それは現在も変わらない．オランダの A. Leeuwenhoek が顕微鏡の性能を向上させ，細菌，藻類，赤血球を観察したことに続き，200 年後にイギリスの R. Brown による細胞核の発見，M. Schleiden, T. Schwann によって細胞がすべての生物に共通する基本単位であるという「細胞説」が提唱された．彼らは細胞の増え方について，細胞内で核が成長して新たな細胞になると考えていたが，R. Virchow によって細胞分裂によって細胞が形成されると認識され，染色技術の発達によって細胞内小器官がつぎつぎと発見されるに至る．それからまた 200 年経過し，近年では ES 細胞，iPS 細胞などの万能細胞が発見され，細胞学は目覚ましい発達を遂げている．

ている．つまり，再生芽中で分化した体細胞を未分化な状態へ戻し，再び必要な細胞へと分化させている．このことからも組織再生には未分化な細胞，幹細胞が重要であることがわかる．

哺乳類でも，ある程度の再生能力を備えている．ヒトの体内組織も損傷を受けた場合など，多量に分化組織が必要になったとき，普段は休眠状態（静止期）にある体性幹細胞が活性化し，一過性増殖細胞が増殖して分化し，損傷部位を修復する．体性幹細胞を用いた治療方法はすでに数十年の歴史があり，例えば白血病などの血液疾患に対する治療では，骨髄に豊富に含まれる血液幹細胞を利用した骨髄移植がある．しかし，体性幹細胞の分化能には制限があり，本来の細胞系譜とは異なる種類の細胞はつくり出せないと考えられている．骨髄に存在する間葉系幹細胞が分裂してできた細胞には，骨，軟骨，脂肪，筋肉，血管内壁細胞がある．これらの組織は人体発生の初期段階の中胚葉部分から発生してきた．つまり，成体幹細胞がかつて属していた胚葉の細胞系譜とは別の組織を生み出すことはできないと考えられている．

体性幹細胞より万能性のある ES 細胞（embryonic stem cell，胚性幹細胞）を適用すれば，さまざまな疾患に対応できるが，倫理的問題，非自己細胞の使用による拒絶反応といった問題も浮上する．これらの二大問題の解決に寄与すると期待されるのが iPS 細胞（induced pluripotent stem cells，人工多能性幹細胞）である．以下に ES 細胞，iPS 細胞について概説したい．

〔1〕 ES 細 胞　　1981 年にマウス ES 細胞株，1998 年にヒト ES 細胞株の樹立が報告された．細胞株とは安定して増殖する細胞系統を示す．ES 細胞は，ほぼすべてのタイプの細胞に分化できる能力を保持した全能性細胞である．ES 細胞株樹立は困難であるため，世界で 150 株ほどしか存在していない．しかし，ES 細胞株は不死性をもつと考えられているが，通常の細胞は長期培養を行うと奇形が生じることがあるため，分化能力や分化スピードなどの遺伝的異常の有無については不透明な部分が残された細胞株もある．

Thomson らは，受精後 1 週間の胚（胚盤胞：50〜100 個の細胞を含有する小さな細胞塊）から細胞を取り出し，栄養分と成長因子を添加して培養した．

ヒトの身体は，まず，卵子と精子が受精したあと，受精卵が細胞分裂を始めて球状の初期胚（胚盤胞）になり，子宮壁に着床して母体から栄養補給を受けながら胎児となる．胚盤胞は100個程度の細胞からできているが，大部分の細胞は胎盤など胎児の発育を助ける役割をもつ栄養外胚葉へと分化し，残りのごく一部分である内部細胞塊が，胎児の身体を構成するすべての種類の組織，臓器をつくり出す．

　通常は，内部細胞塊にある多能性幹細胞は，数日間でさまざまな組織へ分化を始めるが，この内部細胞塊部分の細胞を着床直前の初期胚の段階で取り出して，マウス由来のフィーダー細胞上で培養する．胚盤胞外壁を除去し，内部細胞塊を化学物質によって解離させる．新しいフィーダー細胞が入った培養容器へ細胞凝集塊を移し，細胞のコロニーができるまで培養を行う．細胞分裂を続けて無制限に増殖を続ける細胞株となり，これがES細胞と呼ばれている．

　ES細胞は胎盤以外の動物の体を構成するすべての組織に分化することができるため，全能性細胞とも呼ばれる．ES細胞の未分化状態を保持させるためには，フィーダー細胞との共培養，白血病阻害因子（leukemia inhibitory factor：LIF）の添加によって維持することが可能である．

　初期胚の利用は，生殖補助医療の過程で作製された凍結胚で，インフォームドコンセントに基づいて無償提供を受けたものに限られている．しかし，ヒトES細胞株を樹立するためには，新たな受精卵を利用する必要があり，将来はヒトになり得る受精卵を使用することに対して倫理問題が生じている．

　ヒトES細胞はES細胞が分化するのを防ぐためにマウスの皮膚細胞などのフィーダー細胞層を足場として培養される．栄養分としてはウシ胎児血清を用いる．このため，異種由来成分を用いることは種特異的タンパク質や病原体による汚染の危険を伴う．現実に，マウスフィーダー細胞を利用するとヒトES細胞表面にマウスタンパク質が吸着していたことが明らかにされた．しかもその細胞をヒト血清に暴露すると，マウスタンパク質に対する抗体がES細胞を攻撃し，細胞は死んでしまった．そこで，マウスフィーダー細胞を利用しなくてもすむ培地，動物由来の血清成分を使用しない培地の開発が行われている．

ES細胞は成体幹細胞とは違い，そのまま治療に用いるとがんを引き起こす場合がある。治療に利用するにはES細胞を特定のタイプの細胞に分化させてから患者に移植する必要性がある。糖尿病患者にはインスリンを産生するβ細胞，パーキンソン病患者にはドーパミンを産生するニューロンに分化させてから用いる。

他者由来の受精卵から樹立されるES細胞からつくられる機能細胞を移植すると，臓器移植の場合と同様，拒絶反応が起こる。臓器移植の場合は，レシピエントとのMHC型ができるだけ共通したドナーを選択し，免疫抑制剤との併用により拒絶反応を最小限にとどめる努力が行われている。MHC型は非常に多型であり，肉親でも適合しない場合があるほどである。そのため，MHC型を合わせた多数のES細胞株樹立は不可能に近いのが現状である。

〔2〕**iPS細胞** これまで哺乳類の細胞は，末端分化した細胞は未分化な状態に戻ること，つまり，脱分化はできないとされてきた。しかし山中らは，2006年，ES細胞中で活発に働く因子をマウス皮膚細胞に入れることによって，皮膚細胞をES細胞のような状況にすること，つまり，初期化ができると報告した。さらに，2007年，山中らのグループとThomsonらのグループは，ヒト皮膚細胞からiPS細胞の作製に成功したことを発表した。初期化因子の遺伝子をレトロウイルスベクターによって皮膚の線維芽細胞に送り込み，運ばれた遺伝子が細胞核に組み込まれると分化した皮膚細胞が初期化され，さまざまな組織，器官に対する細胞ソースとして利用できる。初期化の遺伝子として，山中らは（*Oct3/4, Sox2, Klf4, c-Myc*），Thomsonらは（*Oct3/4, Sox2, Nanog, Lin28*）を利用した。

自己細胞を利用することで拒絶問題が解決され，胚の不使用で倫理問題が解決される。しかし，遺伝子導入にレトロウイルスを使っている点から，がん化への懸念が浮上するという課題が残る。レトロウイルスベクターが運ぶ遺伝子は細胞のDNAに組込まれるが，この組込み箇所に，もともと細胞がもっていた遺伝子があるとその遺伝子は働きを失ってしまう。組込み箇所はランダムであるため，どの遺伝子が失活するか予想できず，細胞によって重要な遺伝子が

失われるとがん化してしまうという危険性をはらんでいる。2008年8月時点では，アデノウイルスや化学的な手法で導入する方法を使用したiPS細胞作製法が研究されている。また，山中らが報告した四つの遺伝子のうち，のちにがん遺伝子である *c-Myc* は不要であることも判明し，安全性が向上しつつある。

一つの臓器は，一つの細胞種から形成されているわけではなく，複数の細胞が機能的に立体配置され，かつコミュニケーションを行っている。これを完全に再生することは非常に困難である。上述の幹細胞を再生医療へ適用する場合，機能化された臓器再生は究極的な目標である。そこで，細胞挙動（細胞接着，細胞運動，細胞極性，形態形成，細胞増殖，細胞分化，細胞死など）を積極的に制御し，細胞の配置化，増殖・分化の促進など，工学的技術によるサポートが必要になる。

3.2.3 エレクトロベクトル効果

タンパク質，細胞，そして生体に積極的に働きかけるバイオマテリアル開発は，さまざまな側面から行われている。本項では，電気分極セラミックバイオマテリアルの材料学的原理とその効果（エレクトロベクトル効果）について概説する。

絶縁体であるセラミックバイオマテリアルを電場の中，例えば，帯電した正負極板の間に置くと，分子内の正電荷は電場の向きに，負電荷は逆向きに少し移動し，セラミックバイオマテリアル表面には電荷が現れる（**図3.29**）。この状態で外部電界を取り去ると，電子分極の場合にはもとの状態に戻るが，イオンが大きく変位しているイオン分極ではそのままの状態が保存される。分極された固体表面は，負電荷が誘起された表面（N面）あるいは正電荷が誘起された表面（P面）として得られる。このとき，イオンの変位状態の保存は構造のゆがみとして現れるため，分極セラミックバイオマテリアルにはエネルギーが生じる。

分極セラミックバイオマテリアルに蓄積されている表面電荷の定量評価方法の一つに，熱刺激脱分極電流（thermally stimulated depolarization current：

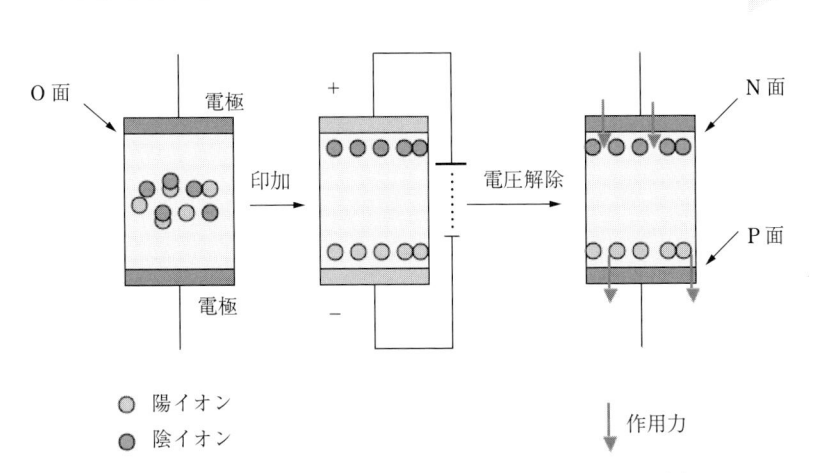

図3.29 セラミックバイオマテリアルの電気分極原理と命名法

TSDC）測定法がある。一定の昇温温度で試料を加熱すると熱刺激による緩和現象が起こり，脱分極電流として測定できる。TSDC曲線の面積を求めることにより，蓄積電荷量を計算することができる。表面誘起電荷は分極処理温度により変化し，その蓄積電荷量を制御することが可能である（**図3.30**）。また，多孔体試料の場合は，気孔率により蓄積量を制御することが可能である（**図3.31**）。TSDC曲線から蓄積電荷量の半減期を計算すると，体温付近の温度においては約100年であることが確認されている。したがって，生体に用いた分極アパタイトは，半永久的にエレクトロベクトル効果を発揮し続けることができると考えられる。

代表的なベクトルセラミックスとしては，ハイドロキシアパタイト（HA）やBioglass®が挙げられる。HAとBioglass®は双方とも分極可能なセラミックバイオマテリアルであるが，主要な相違点が3点挙げられる。まず，チャージキャリヤーに関して，前者ではプロトンであるが後者はナトリウムイオンである。HAの水酸化物イオンは高温で不安定となり，プロトンが可動性をもち，プロトン伝導性を示す。水酸イオンとその近傍に配置するリン酸イオンの酸素

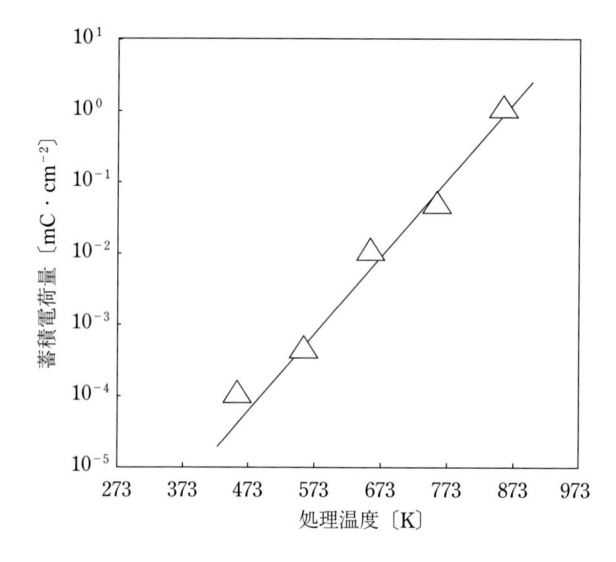

電気分極処理温度によって蓄積される電荷量を制御することが可能である

図 3.30 電気分極による蓄積電荷量制御

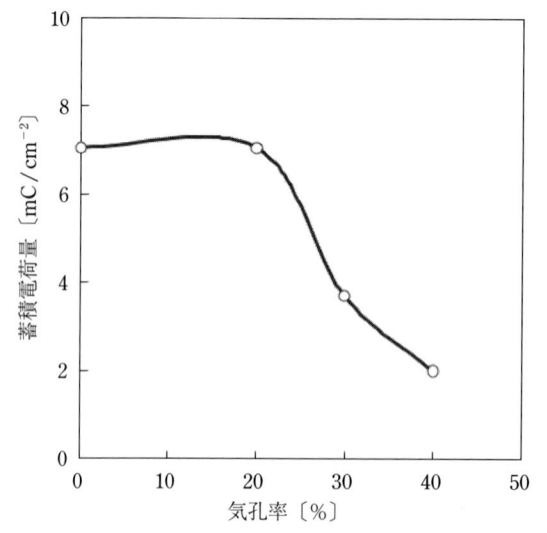

分極多孔体は気孔率によって蓄積される電荷量を制御することが可能である

図 3.31 多孔体サンプルの気孔率による蓄積電荷量制御

イオンとの距離は 0.307 nm で，この間でプロトンは伝導すると考えられている。TSDC 測定より見積もられる表面誘起電荷は，HA に対して Bioglass® は 10^4 倍大きく，体温域における緩和時間は HA が 10^9 秒であるのに対して Bioglass® は $10^8 \sim 10^{10}$ 秒と見積もれる。これらは，組成が異なる点と，結晶

質のHAに比べてBiograss®は不規則構造をとるため，ガラス内におけるイオンの移動が容易である点に起因していると考えられている．誘起電荷は表面近傍に局所反応場を形成し，さまざまな対象物に対して効果を及ぼす（エレクトロベクトル効果）．これまでにイオン，タンパク質，細胞，組織レベルの対象物に対するエレクトロベクトル効果が報告されている．

エレクトロベクトル効果が生体内において骨伝導能に影響を及ぼすことは，HA緻密体周辺における骨伝導能強化に関する研究で明らかにされた（図3.32）．

ビーグル犬を用いた埋入実験を行ったところ，通常のHAである未分極HA

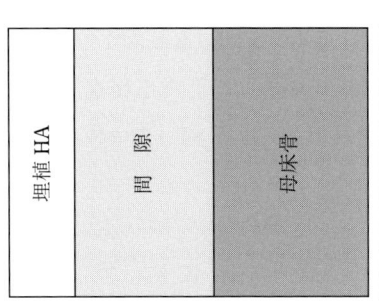

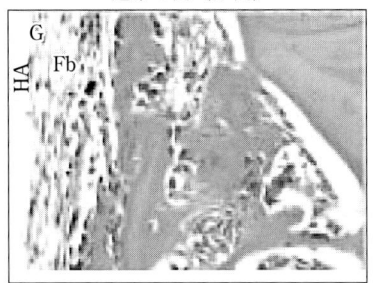

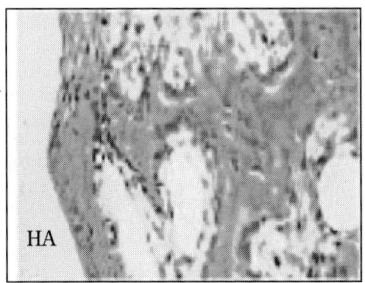

埋植HAサンプルと母床骨の間隙に注目すると，未分極サンプル（O面）近傍に比べて分極された負電荷誘起面（N面）と正電荷誘起面（P面）では骨伝導能が強化された．N面近傍では材料と接して新生骨が形成され，P面近傍では間隙に類骨様組織が認められた

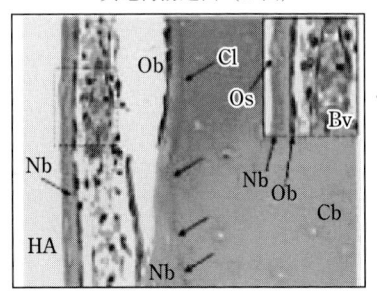

図3.32 分極HA緻密体サンプル近傍における骨伝導能強化

面（O面）近傍では既存の皮質骨切削面との間に線維性組織が認められたが，新生骨形成はまったく認められなかった。N面近傍では分極HAと直接結合している約20μm厚の層状の新生骨が認められ，新生骨層上には層状に配列し，オステオカルシンとオステオポンチン（骨芽細胞の分化マーカータンパク質）陽性の骨芽細胞と思われる細胞が観察された。P面近傍では，マテリアルと直接結合している新生骨は認められなかったが，HAと皮質骨切削面の間に多数の類骨用組織が認められ，骨芽細胞と思われる細胞に取り囲まれていた。

以上の観察結果より，分極HAは表面電荷の極性によって骨新生の様態に影響を与え，未処理のHAに比べて高い骨伝導性をもつことが明らかにされた。分極による高骨伝導性を引き起こす機構は明らかにされていないが，エレクトロベクトル効果が引き起こす現象から制御因子の探求が進められている。

また，分極多孔体アパタイトは孔内部の新生骨の形成を促進できる（図3.33，口絵4，表3.3）。ウサギ大腿骨皮質部に，分極・未分極の多孔体ア

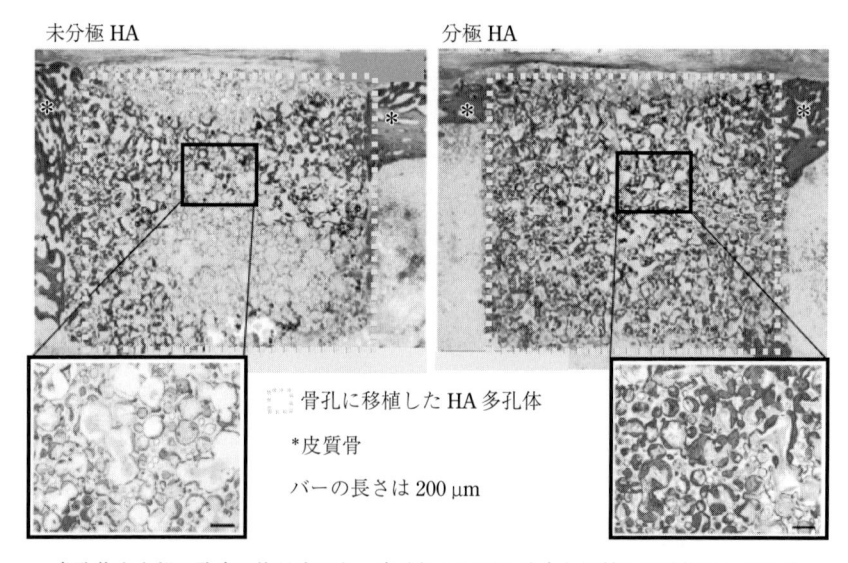

未分極HA　　　　　　　　分極HA

骨孔に移植したHA多孔体
*皮質骨
バーの長さは200μm

多孔体中心部の孔内に注目すると，未分極サンプル孔内と比較して分極サンプル孔内では石灰化骨（緑色染色部分）が増大していることが認められた（口絵4参照）

図3.33 分極HA多孔体サンプルの孔内部における骨伝導能強化

表 3.3 分極 HA 多孔体サンプルの孔内部
における骨伝導能強化

		分極	未分極
内部に骨が形成された ポア数〔%〕	有	91	32
	無	9	68

多孔体孔内における骨形成の有無を未分極，分極多孔体サンプルについてそれぞれ求めた。骨形成が見られたポアの割合は，分極サンプル内で圧倒的に多いことが認められる

パタイトをそれぞれ3週間埋植し，V. Goldner 染色にて組織学的解析を行ったところ，分極アパタイト多孔体内部で石灰化部（緑色染色部分，**口絵 5 参照**）が増大し，早期骨形成が促進されていた。さらに，多孔体内部における骨芽細胞（アルカリフォスファターゼ染色陽性）と破骨細胞（酒石酸フォスファターゼ染色陽性）の存在状況が明らかにされている（**図 3.34**）。すなわち，分極多孔体内部における骨芽細胞の存在，未分極多孔体内部における破骨細胞の存在が顕著に見られるが，その機構は明らかになっていない。

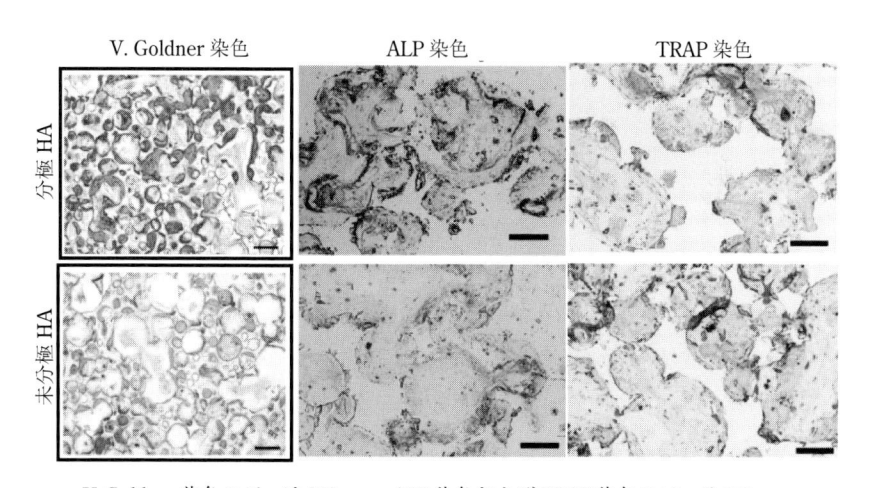

V. Goldner 染色のバーは 200 μm，ALP 染色および TRAP 染色のバーは 100 μm

図 3.34 HA多孔体サンプル孔内部のアルカリフォスファターゼ染色像（ALP 染色像）と酒石酸フォスファターゼ染色像（TRAP 染色像）（口絵 5 参照）

分極セラミックバイオマテリアルは，骨組織のみならず軟組織である血管へも働きかけることが明らかにされた。分極 HA 粉体で血管壁をコーティングすると，内皮傷害を受けた血管の再内皮化を促進して内膜肥厚を抑制した（図**3.35**）。血管内腔に挿入したバルーンカテーテルを用いて，ウサギの頸動脈の血管内皮を剥離し，術後に生じる内膜（内皮細胞と内弾性板間の組織）肥厚による血管再狭窄のモデルを作製した。内皮剥離と同時に，血管周囲（外膜）に，未分極および分極 HA 粉体をコーティングした。術後 4 週間目の摘出標本について内膜肥厚の進行程度（図中の矢印）を観察したところ，分極 HA 粉体を適用した傷害血管壁では内膜肥厚を優位に減少させた。この結果から，分極アパタイトが血管再狭窄の予防につながることが期待される。

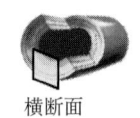

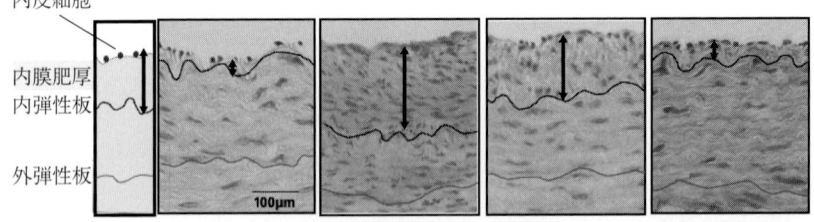

シャムテストでは，矢印で示される内膜肥厚が起こるが，HA 粉体を適用すると若干抑えられ，分極 HA 粉体を適用すると十分抑制され，正常血管に近い状態へ再内皮化が起こる

図 3.35 分極 HA 粉体は血管の再内皮化を促進して内膜肥厚を抑制

4 硬組織の化学

　ヒト組織における最大構成物質は水であり，その含有量は約60％である。したがって，体重が60kgの成人を考えた場合，水が36kgであり，他の構成成分は24kgである。他の構成成分は約36％（約21.6kg）の有機成分と約4％（約2.4kg）の無機成分に分類される。無機成分で最も多い元素はナトリウム（表4.1）であり，これは体液の基本成分が塩化ナトリウムであることに起因する。ヒトの構成元素のなかで無機物に限ってみると，ナトリウムのつぎに多いのがカルシウムであるが，生体内のカルシウムの99％は骨や歯などの生体硬組織中に存在している。

表4.1 地球の表層，海水，生物体（ヒト）に含まれる十大元素の比較

順位	地球表層	海　水	ヒ　ト	ヒト元素の地表成分順位	ヒト元素の海中成分順位
1	酸　素	水　素	水　素	3	1
2	ケイ素	酸　素	酸　素	1	2
3	水　素	ナトリウム	炭　素	—	9
4	アルミニウム	塩　素	窒　素	—	10
5	ナトリウム	マグネシウム	ナトリウム	5	3
6	カルシウム	硫　黄	カルシウム	6	8
7	鉄	カリウム	リ　ン	—	—
8	マグネシウム	カルシウム	硫　黄	—	6
9	カリウム	炭　素	カリウム	9	7
10	チタン	窒　素	塩　素	—	4

注）マグネシウムはヒトの第11位元素。海水中のリン酸濃度1.3μM

　生体硬組織は生体軟組織に対応される組織であり，具体的には骨と歯である。一方の生体軟組織は硬組織以外の組織とされており，皮膚や筋肉，腱，関節周囲の組織，線維組織，脂肪組織，各種臓器，血管，リンパ管，神経などの

組織の総称である．本章では硬組織を取り扱う．

4.1 無脊椎動物と脊椎動物の硬組織組成

　ヒトを含めてすべての脊椎動物における硬組織の主成分は，アパタイトと呼ばれるリン酸カルシウムであるが，カニなどの甲殻類や無脊椎動物の骨格構造はアパタイトではなく炭酸カルシウムである．この差異は，発生学的な理由から説明されている．

　表4.1は地表，海水およびヒトの十大元素を示したものであるが，地表は砂や岩石に覆われており，砂や岩石の主成分がシリカ（SiO_2）であるため，第1位および第2位元素は酸素とケイ素である．そして，地表成分の十大元素とヒト成分の十大元素では，5個の元素が一致する．

　一方，海水の主成分は水（H_2O）であるので，第1位および第2位元素はヒトと同じ水素と酸素である．海水の十大元素とヒト成分の十大元素を比較した場合に，じつに9個が一致する．すなわち，ヒトは進化論的に海で発生し，周囲の海水成分を使って自己組織を形成したとされている．海水の十大元素のうち，ヒトの十大元素にないものはマグネシウムであり，これはヒトの第11位成分である．一方，ヒトの第7位成分であるリンの海水中濃度はきわめて薄く1.3 µmol/Lである．リンはエネルギー代謝やリン酸代謝など生命活動の維持に必要不可欠な成分であるが，甲殻類や無脊椎動物などの生体が海にいる限

コーヒーブレイク

　動物の生息地の変化に伴って骨格組成だけでなく，体液のイオン強度も変化している．海を生息地とする軟体動物までは，体液のイオン強度は海水のイオン強度とほぼ同じである．動物は海水から直接陸地に移動したではなく，海水，河口，淡水，陸地と生息域を移動させている．海水と淡水ではイオン強度がまったく異なるため，生体組織に対する浸透圧がまったく異なる．動物は移動に伴い生体内のイオン強度を0.68から0.16へとほぼ1/4に低減化させ，体液の恒常性と浸透圧の独立を確保したとされている．

り，必要なときに必要なだけのリンを海水から取り込み，生命活動を維持することが可能であった。そのため，甲殻類や無脊椎動物などの生体は構成元素が周囲に多量に存在し，結晶構造がより単純な炭酸カルシウムを骨格成分として選択したと考えられる。しかし，海から陸に移動し，また，動きが活発になった脊椎動物はリンを体内に貯蔵する必要が生じ，リンを含むアパタイトを骨格として選択したと考えられている。

4.2 骨組織の組成と変化

ヒトの骨質は約70％が無機質であり，約30％が有機質である。無機質のほとんどはリン酸カルシウムの一種であるアパタイトであるが，炭酸カルシウムも存在する。表4.2にヒト成人の骨の無機成分組成をまとめた。骨には，さまざまな無機成分が含有されていることがわかるが，1％以上の構成成分はカルシウム，リン酸および炭酸である。

表4.2 成人の硬組織組成

	骨	エナメル	象牙質
Ca^{2+}	34.8	36.5	35.1
PO_4 as P	15.2	17.7	16.9
Ca/P molar ratio	1.71	1.63	1.61
Na^+	0.9	0.5	0.6
Mg^{2+}	0.72	0.44	1.23
K^+	0.03	0.08	0.05
CO_3^{2-}	7.4	3.5	5.6
F^-	0.03	0.01	0.06
Cl^-	0.13	0.30	0.01
$P_2O_7^{4-}$	0.07	0.022	0.10
Total Inorganic	65.0	97.0	70.0
Absorbed H_2O	10.0	1.5	10.0

骨質における無機物と有機物の割合および無機質の量は，年齢によって変動する。骨質における無機質の割合は，幼少児において比較的少ないことが知られている。そのため，幼少児の骨は柔軟性があるが，成人になるに従い骨の柔軟性は低下する。一方，骨質のなかの骨の絶対量である骨塩量（骨密度）は約

30歳までは加齢とともに増大し，その後はゆるやかに減少する。女性の場合は閉経後5～10年で急激に骨塩量が減少する。骨塩量が減少し，もろい骨のために骨折しやすい状況を骨粗鬆症（osteoporosis）という。

4.3　骨組織の構造と機能

図4.1にヒトの全身骨格図を示す。人の骨は新生児では350本であるが，成長に従って癒着し，成人では206本となる。これらの骨は生体において，① 力学的支持機能，② 運動機能，③ 保護機能，④ 造血機能，⑤ カルシウ

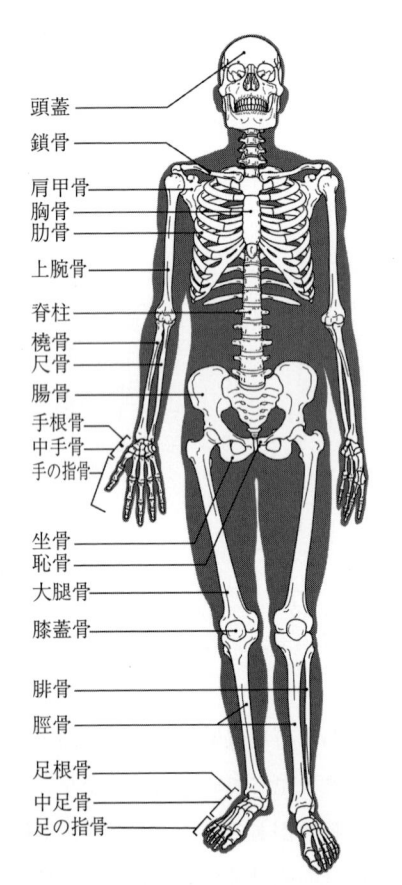

図4.1 ヒトの全身骨格図

4.3 骨組織の構造と機能

ム調節機能などの役割を担っている。

骨を骨質によって分類すると，強固な骨質である緻密骨（compact bone）と薄い板状あるいは梁状の海綿骨（cancellous bone）に分類される（図4.2）。海綿骨は水分25％，有機質30％，無機質45％の比較的柔らかい骨で，骨の空間は骨髄組織で満たされている。一方，皮質骨は水分5％，有機質30％，無機質65％であり，海綿骨と比べて無機成分が多く，硬いことが特徴である。

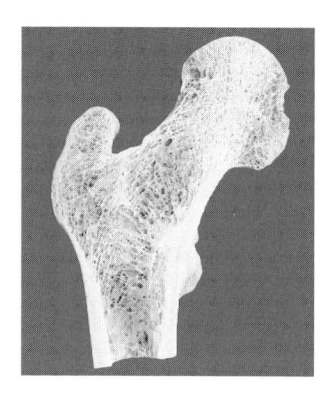

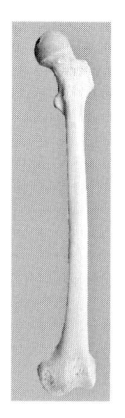

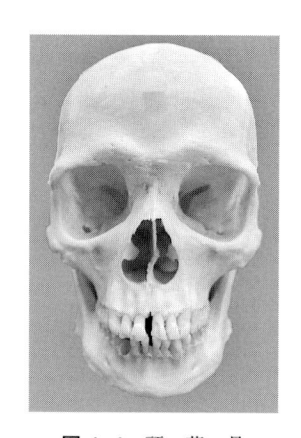

図4.2 緻密骨と海綿骨の模式図　**図4.3** 大 腿 骨　**図4.4** 頭 蓋 骨

また，骨を形状によって分類すると，大腿骨（**図4.3**），上腕骨などに見られる長い管状の長骨，手根骨，足根骨のように縦横の区分がない短骨，頭蓋骨（**図4.4**）や骨盤などに見られる扁平であり，一般にやや湾曲している扁平骨，これら以外の形状であり，機能によって不規則な形状を有する脊椎や寛骨などの不規則骨に分類される。

長骨は中央部の骨幹（diaphysis）と両端部の骨端（epiphysis）に区分され，骨端部には髄腔（medullary cavity）がある（**図4.5**）。骨幹は直接に外力を受けるため，表面は強固な緻密骨から形成されている。なお，緻密骨は骨幹の中央部で最も厚い。長骨の内部は管状の中空構造となっており，重量の軽量化と力学的強さのバランスをとった構造となっている。海綿骨の骨質の小柱も骨端に加わる応力に対応する走向配列をとっている（**図4.6**）。

図4.5 上腕骨の構造〔伊藤　隆, 高野廣子:解剖学講義, 南山堂 (2001)〕

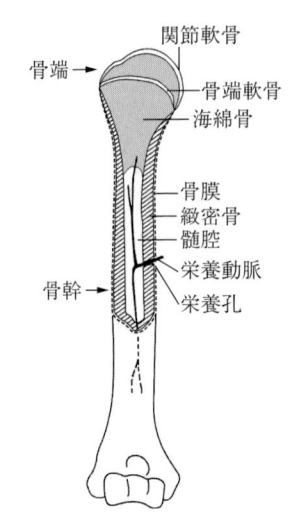

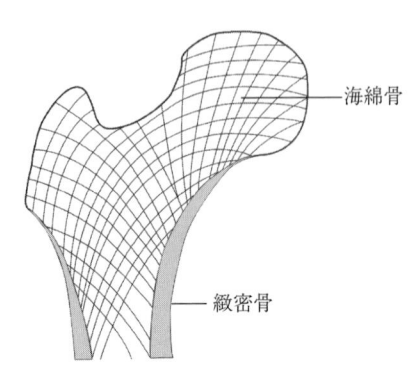

図4.6 大腿骨近位端における海綿骨骨質の配列〔伊藤　隆, 高野廣子：解剖学講義, 南山堂 (2001)〕

〔**1**〕**骨　　膜**　骨の表面を被覆している線維性結合組織の膜を骨膜 (periosteum) という。骨膜は血管・神経に富み, 骨を保護する機能と, 骨に血管を通して栄養補給を行う機能を担っている。骨形成に関して骨膜は重要な役割を果たしており, 成長期には骨膜から骨質が新生, 骨の太さ方向の成長が行われる。骨折などの骨欠損の場合にも骨膜から骨質の新生が起こる。逆に骨膜が骨質から除去された場合は, 血管供給を断たれた骨質は壊死する。

〔**2**〕**骨　　髄**　骨髄 (bone marrow) は骨の内部を満たす組織であり, 血球を産出する造血組織である。活発な造血作用をもつ場合には赤色となり, 赤色骨髄 (red bone marrow) といわれ, 骨髄に脂肪組織が増大すると黄色となり, 黄色骨髄 (yellow bone marrow) となる。また, 赤血球, 白血球, リンパ球, 血小板などの血球系細胞に分化可能な造血幹細胞が存在する。

4.4　骨の発生と成長

骨は基本的には結合性組織と置換して形成される。胎生期においては，未分化間葉系細胞が骨芽細胞に分化して骨を形成する膜性骨発生（intramembranous ossification）と既存の軟骨に骨が形成される軟骨性骨発生（cartilaginous ossification）の二つの様式がある。膜性骨発生は頭蓋骨で見られ，それ以外の骨発生は基本的に軟骨性骨発生である。軟骨性骨発生の場合は，まず，軟骨が形成され，二次的に骨と置換される。

なお，長管骨の長軸方向への成長は骨端軟骨による軟骨性骨形成であり，径方向への成長は膜性骨形成である。

4.5　骨リモデリングと細胞

脊椎動物の骨は成長に伴い大きさが増大するが，骨の形状はその基本構造を変えることなくほぼ同じである。このように，基本的形状を保持したまま，大きさが増大することをモデリングという（図 4.7）。また，骨は成長してからも，つねに一定のサイクルで骨を吸収する「骨吸収」と，骨を形成する「骨形成」を絶えず繰り返している（図 4.8）。このように，形状および大きさが一

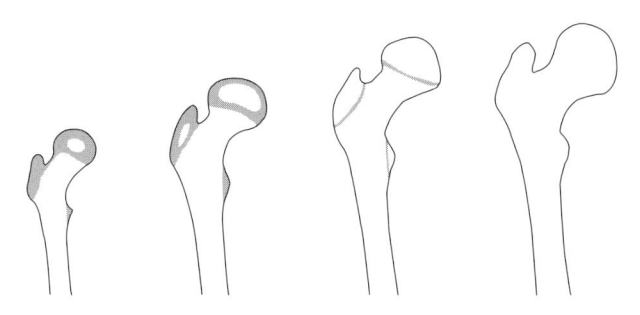

図 4.7　モデリングの模式図〔須田立雄，小澤英浩，高橋栄明：骨の科学，医歯薬出版（1985）〕

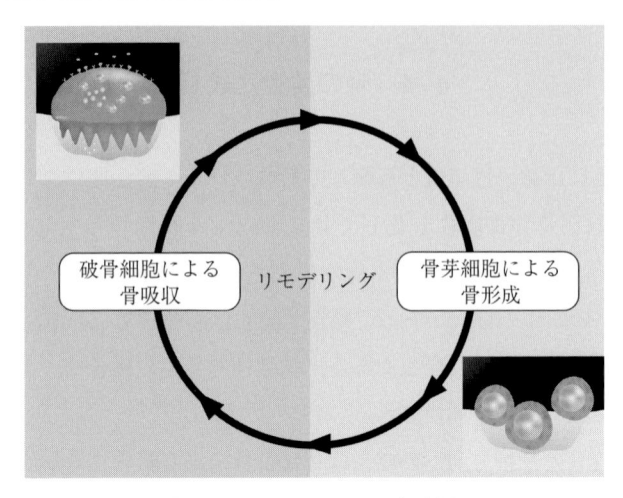

図 4.8 リモデリングの概念図

定のまま微視的には既存骨が吸収され，新しい骨が形成されることをリモデリングという。より詳しくは，リモデリングは骨吸収期→逆転期→骨形成期→休止期というシーケンスであるが，ここでは単純化して，骨吸収と骨形成のサイクルをリモデリングとして概説する。リモデリングの結果，骨は形成されたあとでも，つねにその一部がつくり変られており，弾力性を失うことがない。

一方，生体は血中カルシウムを $10\,\mathrm{mg/dL}$ に，きわめて厳密に制御する必要がある。カルシウムは，ホルモンや神経刺激などの情報を細胞のなかに伝播し，細胞を活性化する作用があるため，血中カルシウム濃度が高い場合には中枢神経系，循環器系など全身臓器に重大な影響を及ぼすことになり，逆に血中カルシウム濃度が低い場合には昏睡状態となり，生命維持の問題となる。したがって，生命維持のためには，食事などによってカルシウムを摂取する必要がある。骨はリモデリングされることによって，体外から摂取するカルシウム量と体内から排泄されるカルシウム量の倍以上のカルシウム代謝を骨と体液の間で行い，カルシウムのバッファとして機能している。

〔1〕 **破骨細胞**　リモデリングで重要な役割を担う細胞は，骨を吸収する役割を担う破骨細胞（osteoclast）と骨を形成する役割を担う骨芽細胞

(osteoblast) である。破骨細胞は血液細胞由来の多核巨細胞であり，核は2〜数十個であるが，一部には100個を超える核をもつ破骨細胞もある。細胞質は好酸性を示し，酒石酸抵抗性酸性フォスファターゼ活性（tartrate-resistant acid phosphatase activity：TRAP活性）を有する。

　図4.9に破骨細胞の模式図を示す。破骨細胞の機能は名前のとおり，骨を壊すことである。骨はアパタイトとコラーゲンから構成されるため，この両者を分解する必要があり，アパタイトに関しては酸性環境を形成して溶解する。コラーゲンに関しては，タンパク質のペプチド結合を分解するペプチド結合加水分解酵素であるプロテアーゼを産出して分解する。このために，破骨細胞は骨に接着するとアクチンに富む透明帯（clear zone）を形成し，閉鎖腔を形成する。その内腔側には波状縁（ruffled border）が形成される。この閉鎖腔を酸性環境とし，また，プロテアーゼを産出し骨を吸収して形成された骨の凹みがハウシップ窩である。

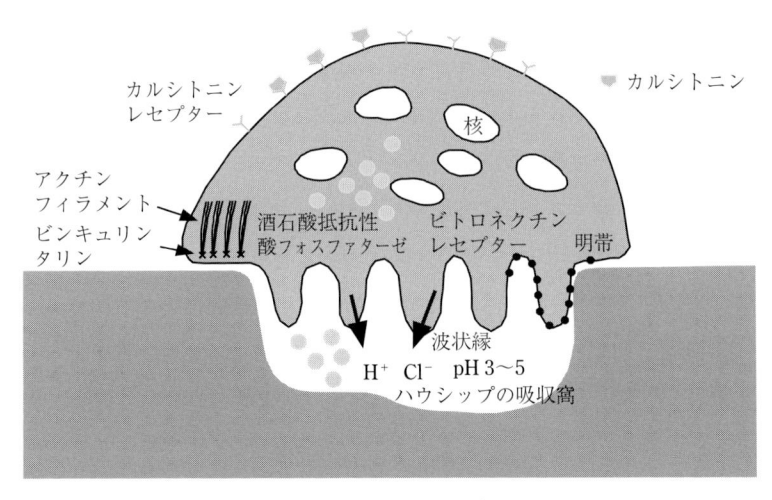

図4.9 破骨細胞の模式図

〔2〕 **骨芽細胞**　骨芽細胞（osteoblasts）は，骨リモデリングにおいて破骨細胞と対極をなす細胞であり，骨芽細胞の機能は骨をつくることである。骨芽細胞は，類骨層を介して骨組織表面に配列しており，骨基質タンパクを分

泌する。この骨基質タンパクを石灰化させることによって骨が形成される。また，骨基質形成だけでなく，石灰化や破骨細胞の誘導にも重要な役割を果たす。破骨細胞は単独で骨を吸収するが，骨芽細胞は多数の骨芽細胞がグループとなって骨形成を行う。そのために，細胞どうしがギャップジャンクションによって情報伝達している。

〔3〕骨細胞　骨芽細胞の数十個に1個は，骨基質に埋め込まれ骨細胞（osteocyte）となる。骨細胞の機能は十分に解明されていないが，骨基質に埋められても細胞どうしはギャップジャンクションによって結合されているため力学的負荷などを感知して，骨芽細胞にシグナリングを行っていると推察されている。なお，骨細胞に増殖能はない。

4.6 歯の構造

　口腔は消化器系および呼吸器系の開始器官であり，歯は口腔器官の一つである。歯の最大の役割は咀嚼であるが，発音に対する機能も担っている。動物の場合は攻撃や防御の役割も担っている。咀嚼機能や攻撃防御機能を担うために，歯は硬く，顎骨に強固に固定されている。また，歯は毛髪，爪とともに生体内と生体外に連続する組織である。

　図4.10に歯の歯列構造を示す。図4.11に示すように，歯は解剖学的には口腔中に露出する歯冠（crown）と顎骨に埋入されている歯根（root）に区分され，歯冠と歯根の境界が歯頸線（cervical line）である。また，エナメル質，象牙質，歯髄，セメント質から構成され，線維性の歯根膜で顎骨に固定されている。

〔1〕エナメル質　エナメル質（enamel）は人体で最も高度に石灰化した組織であり，約96～97%が無機質である。生体内で最も硬度が高い組織であり，エナメル質の硬度は水晶とほぼ同程度である。無機質のほとんどはアパタイト（apatite）であり，微量の炭酸カルシウムが存在する。また，無機結晶は微量の有機質によって囲まれている。無機質結晶が多いため，エナメル質の

4.6 歯の構造

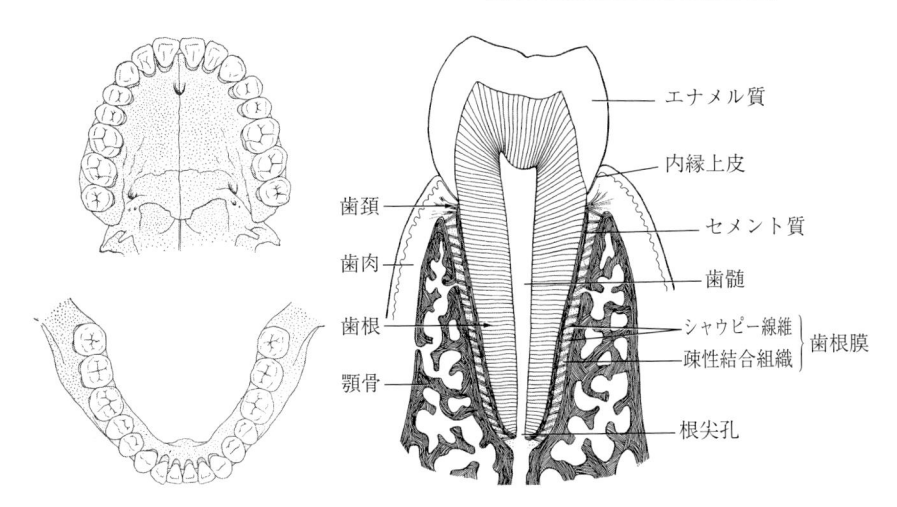

図 4.10 上下の歯の歯列〔藤田恒太郎, 桐野忠大：歯の解剖学, 金原出版 (1998)〕

図 4.11 歯の解剖模式図

微細構造は結晶の規則的配列にほぼ等しい。エナメル質は口腔粘膜上皮由来のエナメル器から分化したエナメル芽細胞 (ameloblasts) によって形成されるが, 形成されたあとは細胞の支配を受けることなく血管, 神経も存在しない。したがって, エナメル質の物質代謝は物理化学的な溶解析出拡散のみによって行われている。

　エナメル質は, エナメル芽細胞によって形成された六角柱構造のエナメル小柱によっておもに構成されている。エナメル小柱はエナメル表層に向かって平行に配列しているが, 波状を呈し, エナメル小柱が一定の間隔で交差するために Hunter-schreger line と呼ばれる縞が認められる。

　エナメル質の代謝が物理化学的な溶解析出拡散のみによって行われるため, ミュータンス菌などが産出する酸によってエナメル質は脱灰される。これがいわゆるエナメル質う蝕である。

　図 4.12 にう蝕の進行度合いをまとめた。C_0 は前う蝕段階であり, 臨床的には歯の表面が白濁して見える。この状態は表層下脱灰 (**図 4.13**) と呼ばれ, 表層のエナメル質は脱灰されていないが, 歯の表層下が脱灰されている状

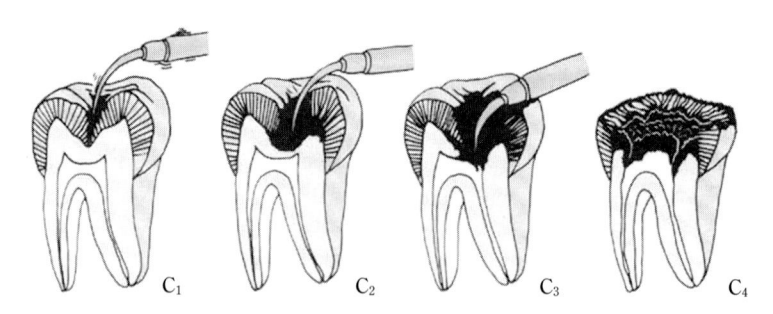

図4.12　う蝕の進行度合い

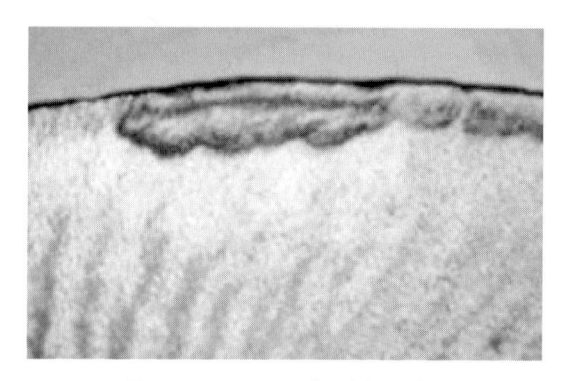

図4.13　エナメル質の表層下脱灰

態である。エナメル質の約96％が無機質であるため，逆に脱灰されたエナメル質を石灰化することによってC_0の状態であれば健全歯に回復することが知られている。そのために，歯科臨床としてはプラークコントロールを指導する。これは，アパタイトに対して過飽和な唾液中のカルシウムイオンとリン酸イオンをエナメル質の表層を透過して脱灰部に送達し，アパタイトとして析出されるものである。カルシウムイオンとリン酸イオンの送達であるこのプロセスを促進するために，さまざまな研究が行われているが，その研究の一環から見いだされたのがアパタイトセメントである。

〔2〕**象 牙 質**　　象牙質（dentine）やセメント質はエナメル質とは異なり，骨とほぼ類似した組成（表4.2）であり，アパタイトを主成分とする無機成分が約60〜70％であり，30〜40％は線維性タンパクであるコラーゲン

線維を主成分とする有機成分と水である。物質代謝に関しても，象牙質はエナメル質と異なり細胞が存在するため，血管や神経の支配を受ける。象牙質の代謝を担う細胞は象牙芽細胞である。象牙芽細胞は血管の支配を受けるが，骨と異なり象牙質には血管系は存在しない。

〔3〕 歯　　髄　　歯髄（dental pulp）は歯乳頭から発生した疎線維性結合組織であり，象牙質で取り込まれた中央に存在する歯髄腔を満たす軟組織である。歯髄の大きな役割は象牙質の形成，修復と象牙質への栄養供給，細菌侵入防衛，知覚の受容と伝達などである。

〔4〕 歯 根 膜　　歯根膜（periodontal ligament）は歯根周囲を取り巻く，歯と歯槽骨の間に介在する厚さ約 0.25 mm の結合性組織である。歯根膜を形成している組織は主線維と呼ばれる太い線維束であり，主線維がセメント質に入り込んだ末端部分はシャウピー線維と呼ばれる。

歯根膜は歯を歯槽骨内に植立し，咬合による衝撃を軽減したり，血管によって歯に栄養を供給している。

〔5〕 セメント質　　セメント質（cementum）は血管がない組織であること以外は骨と類似した組織であり，歯根部象牙質外表を被覆している。セメント質中に血管がないため，セメント細胞は血管が存在する歯根膜に突起を伸ばしている。また，セメント質はその形成過程で歯根膜線維を埋め込み，シャウピー線維を形成する。

4.7　リン酸カルシウムの物理化学

先に述べたように，骨の無機主成分はアパタイトであり，アパタイトはリン酸カルシウムである。狭義のリン酸はオルトリン酸（H_3PO_4）であるが，オルトリン酸が縮合して形成されたピロリン酸（$H_4P_2O_7$）やメタリン酸（HPO_3）を広義のリン酸と呼ぶ場合がある。ここでは，オルトリン酸のカルシウム塩の物理化学に関して概説する。

表 4.3 はオルトリン酸カルシウム塩をカルシウムとリンのモル比（Ca/P

表 4.3　オルトリン酸カルシウム塩とその溶解性

オルトリン酸カルシウム塩（英名）	略号	化学式	Ca/P	logKsp
第一リン酸カルシウム一水和物 (monocalcium phosphate monohydrate)	MCPM	$Ca(H_2PO_4)_2 \cdot H_2O$	0.5	溶解度(大)
無水第一リン酸カルシウム (monocalcium phosphate anhydrous)	MCPA	$Ca(H_2PO_4)_2$	0.5	溶解度(大)
リン酸水素カルシウム二水和物 (dicalcium phosphate dihydrate)	DCPD	$CaHPO_4 \cdot 2H_2O$	1.0	6.59
無水リン酸水素カルシウム (dicalcium phosphate anhydrous)	DCPA	$CaHPO_4$	1.0	6.90
リン酸八カルシウム (octacalcium phosphate)	OCP	$Ca_8H_2(PO_4)_6 \cdot 5H_2O$	1.33	96.6
αリン酸三カルシウム (α-tricalcium phosphate)	α-TCP	$Ca_3(PO_4)_2$	1.5	
βリン酸三カルシウム (β-tricalcium phosphate)	β-TCP	$Ca_3(PO_4)_2$	1.5	28.9
ハイドロキシアパタイト (hydroxyapatite)	HAP	$Ca_{10}(PO_4)_6(OH)_2$	1.67	116.8
フッ化アパタイト (fluoroapatite)	FAP	$Ca_{10}(PO_4)_6F_2$	1.67	121
リン酸四カルシウム (tetracalcium phosphate)	TTCP	$Ca_4(PO_4)_2O$	2.0	38〜44

比）の観点からまとめたものである．フルオロアパタイトはフッ素を含有しているが，参考のために付記している．ハイドロキシアパタイトの溶解度が最も小さく，ハイドロキシアパタイトから Ca/P 比が増大しても減少しても溶解度が大きくなり，ハイドロキシアパタイトの Ca/P から小さくなる場合，Ca/P が小さくなるほど，溶解度が大きくなることがわかる．

図 4.14 はリン酸カルシウムの溶解度を Ca 濃度を指標として，表 4.3 に記載の Ksp から pH に対して計算したものである．pH が 4 以上の場合はハイドロキシアパタイトの溶解度が最も小さく，アパタイトが最安定相であることがわかる．しかし，pH が約 1〜3 の領域においてはリン酸水素カルシウム二水和物が最安定相となり，さらに，pH が約 1 以下の場合は第一リン酸カルシウムが最安定相となる．

〔1〕 アパタイト　　アパタイトは，骨や歯など生体硬組織の無機主成分と

4.7 リン酸カルシウムの物理化学

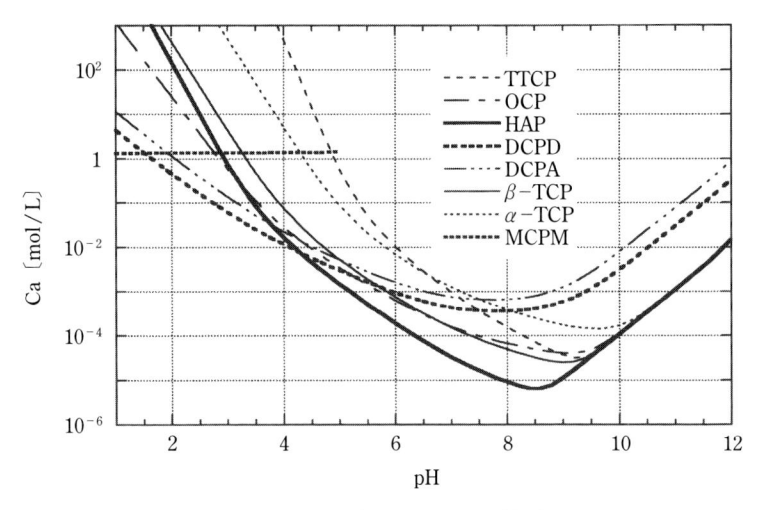

図4.14 リン酸カルシウムの溶解度

して知られているが，広義のアパタイトは，$A_{10}(BO_4)_6X_2$として表される広範囲の化合物をいう。ここで，AはCa^{2+}，Cd^{2+}，Sr^{2+}，Ba^{2+}，Pb^{2+}，Zn^{2+}，Mg^{2+}，Mn^{2+}，Fe^{2+}，Ra^{2+}，H^+，H_3O^+，Na^+，K^+，Al^{3+}，Y^{3+}，Ce^{3+}，Nd^{3+}，La^{3+}，C^{4+}あるいは空隙であり，BO_4はPO_4^{3-}，CO_3^{2-}，CrO_4^{3-}，AsO_4^{3-}，VO_4^{3-}，UO_4^{3-}，SO_4^{2-}，SiO_4^{4-}，GeO_4^{4-}あるいは空隙，XはOH^-，OD^-，F^-，Br^-，BO^{2-}，CO_3^{2-}，O^{2-}あるいは空隙である。このように，きわめて多くの化合物が存在し，歴史的には分析がきわめて困難であったため，ギリシャ語で「惑わす」を意味する"απαταω"（アパトー）がアパタイト（apatite）の語源となっている。

　生体セラミックスに関係のあるアパタイトは，正確にはリン酸カルシウム系アパタイト（$Ca_{10}(PO_4)_6X_2$）と呼称すべきであるが，簡単のために，単にアパタイトと呼称している。アパタイトの組成としてハイドロキシアパタイト（$Ca_{10}(PO_4)_6(OH)_2$）の組成がよく用いられるが，$Ca_{10}(PO_4)_6(OH)_2$の組織を示すアパタイトは生体中には存在しない。$Ca_{10}(PO_4)_6(OH)_2$の組成を示すアパタイトは量論アパタイトと呼ばれ，乾式法（焼成によるセラミックス調整法）により合成される。

一方，ヒトの硬組織の組成は表4.2に示されているように，カルシウムとリン酸以外にも種々の元素を含有していることがわかる。カルシウムとリン酸以外に多量に含まれているのが炭酸基であり，この炭酸基は骨のリモデリングにおいて重要な役割を担っている。これは，アパタイトの結晶構造のなかに炭酸基が取り込まれることによって，アパタイトの溶解度が大きく増大することに起因している。

骨は4.5節で述べたように，骨芽細胞による骨形成と破骨細胞による骨形成が相互に繰り返し再構築（リモデリング）を行っており，破骨細胞の機能の一部はハウシップ窩と呼ばれる酸性環境を形成し，骨の無機主成分であるアパタイトを溶解することである。破骨細胞は炭酸基を含有しないハイドロキシアパタイトを吸収できないため，量論アパタイトを骨欠損部にインプラントした場合は骨伝導するが，破骨細胞によって吸収されないため，リモデリングが進行せず継続的に形態が維持される。

一方，骨に含有されるアパタイトのように炭酸アパタイト（炭酸基を含有するアパタイト）は破骨細胞によって吸収されるため，リモデリングのような骨との置換が起こる。なお，炭酸イオンは陰イオンであるため，ハイドロキシアパタイト構造のリン酸イオンおよび水酸イオンと置換することができる。

ハイドロキシアパタイト構造において，水酸基が占める部位をAサイト，リン酸基が占める部位をBサイトと呼称するため，炭酸基が水酸基と置換したアパタイトはAタイプ炭酸アパタイト，炭酸基がリン酸基と置換したアパタイトはBタイプ炭酸アパタイトと定義されている。一般に，Aタイプ炭酸アパタイトは高温で，Bタイプ炭酸アパタイトは低温で形成される。生体骨のアパタイトは，リン酸基の部位に炭酸基が置換したBタイプ炭酸アパタイトである。

生体セラミックスとして重要なもう一つのアパタイトは，フルオロアパタイト（$Ca_{10}(PO_4)_6(OH)_{2-x}F_x$）である。フルオロアパタイトはハイドロキシアパタイトに比較して耐酸性が著しく高く，歯垢成分であるミュータンス菌が形成する酸性環境においても脱灰されない。そのため，エナメル質表面へのフルオ

ロアパタイト形成が歯質強化（う蝕予防法の一つ）の決め手であり，歯科医療機関におけるフッ素化合物塗布および一般家庭におけるフッ素洗口，フッ素化合物含有歯磨材を用いた歯磨きなどによって行われている。エナメル質にフッ素化合物を作用させた場合には，フッ化カルシウム（CaF_2）がエナメル質表面に形成され，そのフッ化カルシウムが低濃度のフッ素を徐放し，ハイドロキシアパタイトが徐々にフルオロアパタイトに相変換する。

〔2〕 **リン酸三カルシウム**　リン酸三カルシウムには α 型（高温安定相）と β 型（低温安定相）があり，骨置換材としてバルク材料で用いられているのは β 型リン酸三カルシウムであり，α 型リン酸三カルシウムは生体活性セメントの原料として用いられている。この理由は，β 型リン酸三カルシウムが比較的骨の形成速度に類似した溶解挙動を示すのに対して，α 型リン酸三カルシウムの溶解速度が大きいからである。リン酸三カルシウムが骨伝導性を示すという報告もあるが，否定的な見解もあり，リン酸三カルシウムの骨伝導性の有無に関しては混沌とした現状にある。骨形成の活発な若年者の骨再建に β 型リン酸三カルシウムを用いた症例では，おおむね良好な臨床成績が得られているが，骨形成能が低下した高齢者の骨再建においては，β 型リン酸三カルシウムの吸収に骨形成速度が追いつかない症例が報告されており，β 型リン酸三カルシウムの溶解速度制御および適用症例の厳選が重要である。

　α 型，β 型いずれのリン酸三カルシウムも乾式法で合成されるが，β 型リン酸三カルシウムは β 相安定化剤としてマグネシウムを添加している場合が多い。また，炭酸カルシウムとリン酸水素カルシウムなどを原料に，メカノケミカル（混合物をすりつぶす）的応力を付加することにより中間体を形成し，加熱すると純粋な β 型リン酸三カルシウムが合成される。

5 医用セラミックス

5.1 医用セラミックスの歴史と現状

　セラミックスは，人工骨や人工歯としてわれわれの身近で応用されている。これらは，運動機能や食生活にかかわる治療に用いる機器であり，高い生活の質（quality of life：QOL）を確保するための医療技術の一つである。本格的な高齢社会においては，医療は生命を維持することだけでなく，人間としての生きがいを与える健康寿命を延長するための技術へと変遷してきている。

　骨は身体を支える臓器であり，筋肉との連携によってさまざまな運動を可能にしている。したがって，骨が一部でも欠損すると，患者のQOLは著しく低下する。ヒトは加齢により，骨密度が低下して骨が弱くなるのに加え，運動能力も低下し転倒しやすくなる。そのために，加齢とともに，骨折のリスクが大きくなる。骨折により歩行機能に支障をきたすと，高齢の場合には寝たきりの原因にもなる。したがって，骨を修復する治療技術は，健康寿命の延長においてたいへん重要な役割を果たしている。

　われわれの身体は，病気やけが，老化などにより損傷を被り，その機能を果たせなくなる。生体の機能を修復または支援することを目的として，身体の表面や内部の組織，あるいは体液と接して用いられる無機材料は，セラミックバイオマテリアルと呼ばれる。医用セラミックスの範ちゅうは，生体外で使用される材料も含まれるが，本章では生体の組織や機能を修復するためのセラミックバイオマテリアルについて述べる。

5.1 医用セラミックスの歴史と現状

　生体材料としてのセラミックスで古くから知られているのは，歯冠用の陶材である。歯冠用陶材としてのセラミックスは1820年代には使われ始め，その後，改良が加えられながら現在でも利用されている。体内に埋入されるセラミックスとしては，欠損を生じた骨の一部を補てんするための利用がよく知られている。これらは人工骨と呼ばれ，整形外科を中心に臨床で重要な役割を果たしている。

　人工骨としては，1890年頃にまず焼石膏（$CaSO_4 \cdot \frac{1}{2}H_2O$）が使用された。焼石膏の粉末を水と練り合わせると，水和して石膏（$CaSO_4 \cdot 2H_2O$）となりながら固化する。石膏は骨の欠損部において，骨組織に対し毒性を示すことなく，しだいに吸収され骨に置き換わる。しかし，石膏は機械的強度に乏しく，しかも体内で崩壊しやすいために，広く用いられるまでには至らなかった。その後，1960年代の終わりになり，工業材料として開発された高密度のアルミナセラミックスが，人工骨や人工歯根，人工股関節に使われ始めた。

　一方，1970年代初頭にはパイロリティックカーボンが人工心臓弁に使われ始めたが，この頃の開発は工業用材料を体内に用いる場合が大半であった。そのため，化学的に安定で体内で劣化しにくい材料を指向して開発されていた。したがって，この当時に開発されてきたセラミックスは，金属イオンの溶出に伴う生体毒性を示さない材料を目指した結果として到達した材料ともいえる。

　ところが1970年代に入り，積極的に生体に働きかけるセラミックスが報告され始めた。その最初は，米国のHenchらによるBioglass®の開発である。彼らは，Na_2O-CaO-SiO_2-P_2O_5系ガラスのなかに，骨と直接結合する組成があることを見いだした。一般に，人工材料を骨の欠損部に埋入した場合，周囲の組織はこれを異物と認識してコラーゲンの被膜で包み込んで隔離（カプセル化）しようとする。この人工材料のカプセル化は，ごく自然な異物反応である。そこでBioglass®は，骨に対して特異な生理学的活性を示す材料と位置づけられ，生体活性材料と呼ばれるようになる。材料が骨と直接結合する性質は，骨結合性とも呼ばれる。同じ現象を，材料表面で新生骨が形成する性質との意味

で，骨伝導性と呼ぶ場合もある。

　セラミックスを用いる人工骨の研究分野では，材料が生体活性を示すと表現した場合には，骨結合性を意味する場合がほとんどである。したがって，現在に至るまで Bioglass® は，代表的な生体活性ガラスとして取り扱われている。Bioglass® が骨結合性を示す現象が見いだされた成果は，その後のハイドロキシアパタイトや結晶化ガラスの研究につながっている。

　1980年代以降には，リン酸カルシウム系化合物を利用した生体吸収性セラミックスが注目され始めた。それらは人工骨だけでなく再生医療用の足場材料としての利用が期待されている。現在，表5.1に示すようなさまざまなセラミックスが生体材料として実用化されている。生体の組織はきわめて多様で複雑であり，その機能の修復には，対象となる部位や治療方法に適したセラミックスが利用されている。

表5.1　セラミックスを用いた生体材料の代表例

用　途	代表的な材料
骨修復材料	アルミナ，ハイドロキシアパタイト，リン酸三カルシウム，リン酸カルシウムペースト，生体活性ガラス，生体活性結晶化ガラス，ハイドロキシアパタイト－ポリエチレン複合材料
骨固定具	ハイドロキシアパタイト－ポリ乳酸複合材料
耳部インプラント	アルミナ，生体活性ガラス，ハイドロキシアパタイト，ハイドロキシアパタイト－ポリエチレン複合材料
関節修復	アルミナ，ジルコニア，金属材料へのハイドロキシアパタイトコーティング
歯科用陶材	正長石や石英を主成分としたセラミックス
歯科用インプラント	アルミナ，生体活性ガラス，ハイドロキシアパタイト，ハイドロキシアパタイトコーティング
人工心臓弁	パイロリティックカーボンコーティング

5.2　骨や関節を修復するセラミックスの役割

　骨は，その約70質量％が無機成分で成り立っている（湿った状態の皮質骨で無機成分69，有機成分22，水分9（質量％）と報告されている）。無機成分

はリン酸カルシウム化合物の一つであるハイドロキシアパタイトであり，有機成分の90％以上は有機高分子のコラーゲンである。骨の構造を微視的に見ると，ハイドロキシアパタイトのナノ結晶がタンパク質であるコラーゲン線維に析出し，これが巧みに編み上げられ，さらに束になってできあがった複合材料になっている。一つの骨も外側部分は緻密な皮質骨から構成され，内部はスポンジ状の海綿骨から構成されている。この構造を模式的に図 **5.1** に示す。

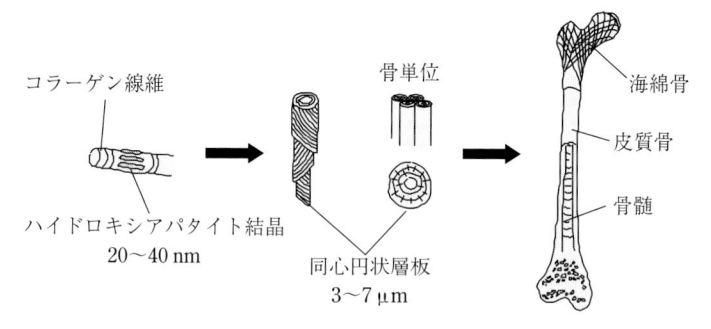

ハイドロキシアパタイトの結晶がコラーゲン線維上に析出し，これが編み上げられ，さらにこれが束になって骨を形成する

図 5.1 骨の構造〔J. B. Park and R. S. Lakes：Biomaterials, An Introduction, Second Edition, p.193, Plenum Press, New York（1992）〕

ハイドロキシアパタイトの化学量論組成は $Ca_{10}(PO_4)_6(OH)_2$ であるが，天然の骨を構成する無機質のハイドロキシアパタイトは，化学量論とは異なる。ヒトの骨を分析すると，ナトリウムイオン（Na^+），カリウムイオン（K^+），マグネシウムイオン（Mg^{2+}），炭酸イオン（CO_3^{2-}），塩化物イオン（Cl^-）のような，体液中に存在するイオンが検出される。これは，ハイドロキシアパタイトがイオン交換を行いやすい性質をもっており，骨のハイドロキシアパタイトがその格子中にこれらのイオンを取り込んでいるためである。化学式で書くと，つぎのような式で表せる。

$$(Ca, M)_{10}(PO_4, Y)_6(OH, F, Cl)_2$$

Mの部分には，Ca^{2+} 以外のカチオンとして Mg^{2+} や Na^+ や K^+ などが，Yの部分には，CO_3^{2-}，や HPO_4^{2-} などが固溶している。骨のハイドロキシアパタイ

トをX線回折測定により調べると，その回折パターンには特徴的な幅の広い回折線が検出される。ブタの骨（有機成分を取り除くために600℃で熱処理したもの）と市販の化学試薬のハイドロキシアパタイトのX線回折パターンを図5.2に示す。

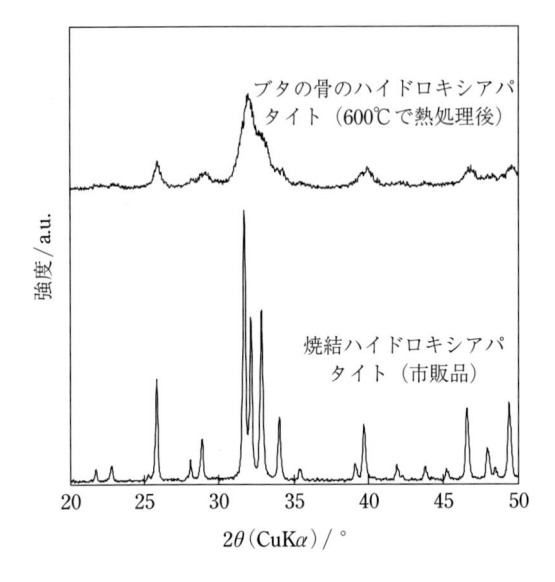

図5.2 ブタの骨のハイドロキシアパタイト（600℃で熱処理後）と焼結したハイドロキシアパタイト粉末（市販品）のX線回折パターンの比較

ブタの骨（ヒトのものもほぼ同じ回折パターンになる）のピークの位置は，市販のハイドロキシアパタイトとほぼ同じ位置であるものの，ピークが幅広くなっている。ハイドロキシアパタイトは，種々のイオンが置換固溶でき，格子内に欠陥やひずみを生じやすく，結晶性が低くなる。透過電子顕微鏡による観察の結果より，結晶子サイズが小さいことも確認されている。したがって，骨のハイドロキシアパタイトのピークが幅広くなっているのは，この両方の要因によると考えられている。

骨の機能としては，① 身体を支え運動機能を担う，② 脳や内臓を保護する，③ 代謝に必要なカルシウムやリン酸イオンを蓄える，が挙げられる。ヒトは進化の過程で，この機能を満たす物質としてハイドロキシアパタイトを選んだともいえる。身体を支え，脳や内臓を保護するには，ある程度の硬さが要求さ

れるので，セラミックスは機械的機能に大きく寄与している．したがって，損傷した骨をセラミックスで修復しようとするのは当然の考えともいえる．

骨組織は，自己修復能が比較的高い臓器としても知られている．骨は，骨芽細胞による組織の構築と破骨細胞による分解のバランスを保ちながら，新陳代謝を繰り返している．したがって，病気やけがで骨に欠損を負った場合でも，小さな骨折や損傷であれば自己修復能力で回復できる．しかし，欠損が大きくなった場合や回復能力が低下している場合には，自己修復能力だけでは回復できず，その部分を別の材料で補てんする治療が必要となり，移植が行われる．

骨を修復するために移植する材料（移植片）としては，自家骨，他家骨，人工材料が用いられる．自家骨移植では，患者の患部以外から健全な骨を採取し，これを患部に移植する．しかし，自家骨移植においては，採取できる骨の量に限界があるとともに，患者の健全な部位にも傷をつけてしまうという問題がある．他家骨移植では，ドナーから提供された骨を移植する．他家骨移植においては，ドナー数が限られていること，ウィルスのような病原体への感染のリスクがあること，ドナーごとの骨質に差があること，が課題となる．人工材料が骨を修復するために用いられるとき，この材料は人工骨と呼ばれる．人工材料を用いる場合，供給量の問題がないこと，未知の病因物質へのリスクが小さいこと，安定した品質で提供できること，が利点となる．しかし，自家骨と同じ生物学的な親和性と機械的な特性をともに有する人工骨はいまだ開発されていない．

5.3　セラミックスの生体に対する挙動に基づいた分類

骨や関節を修復するために，これまでに開発されてきたおもなセラミックスを生体に対する挙動に基づいて分類し，**表5.2**にまとめた．その分類によれば現在臨床使用されているセラミックスは下記のように大別される．
　① 生体内で化学的に安定な生体不活性セラミックス
　② 骨と直接結合する生体活性セラミックス

表5.2 骨や関節を修復するセラミックスの分類と代表例

分類	代表例
生体不活性セラミックス	アルミナ（Al_2O_3）焼結体 ジルコニア（ZrO_2）焼結体
生体活性セラミックス	Bioglass® （Na_2O-CaO-SiO_2-P_2O_5 系ガラス） Ceravital® （Na_2O-K_2O-MgO-CaO-SiO_2-P_2O_5 系結晶化ガラス） Cerabone® A-W（Glass-ceramic A-W）（MgO-CaO-SiO_2-P_2O_5-CaF_2 系結晶化ガラス） ハイドロキシアパタイト（$Ca_{10}(PO_4)_6(OH)_2$）焼結体
生体吸収性セラミックス*	β-リン酸三カルシウム（$Ca_3(PO_4)_2$）焼結体 炭酸カルシウム（$CaCO_3$）

＊：骨と直接接し，かつ吸収されるセラミックス

③ 生体内で分解吸収される生体吸収性セラミックス

　生体不活性セラミックスは，異物反応により形成される線維性被膜が光学顕微鏡では観察されにくいほど薄く，化学的にも安定な材料である．頭蓋骨や腸骨を補てんする人工骨への使用もあるが，化学的安定性と高い耐摩耗性を利用して，関節摺動部に使用されている部材として知られている．生体活性セラミックスは，異物反応を起こさず骨と直接強固に結合するので，骨と直接接して長期に安定に残存して欲しい場合に利用される．腸骨や椎体，頭蓋骨の充てんに使用されている．体内で徐々に分解吸収される生体吸収性セラミックスは，骨と直接接すると同時に，しだいに吸収されて骨に置き換わるので，欠損した骨を一時的に代替する材料として利用されている．

5.3.1 生体不活性セラミックス

　関節軟骨や股関節の骨頭が損傷を受け，自己修復できない場合，人工股関節による置換が行われる．人工股関節の使用例を**図5.3**に示す．この技術が広がるきっかけになったのは，1960年代にCharnleyにより提案された人工股関節のシステムにさかのぼる．Charnleyの開発した人工股関節では，ステム（大腿骨側の支え）と骨頭にステンレス鋼を使用し，ソケットに高密度ポリエチレンを用いていた．大腿骨にステムを，骨盤にソケットを固定するために，ポリメチルメタクリレート（PMMA）の樹脂で隙間を充てんする．このPMMAの

5.3 セラミックスの生体に対する挙動に基づいた分類

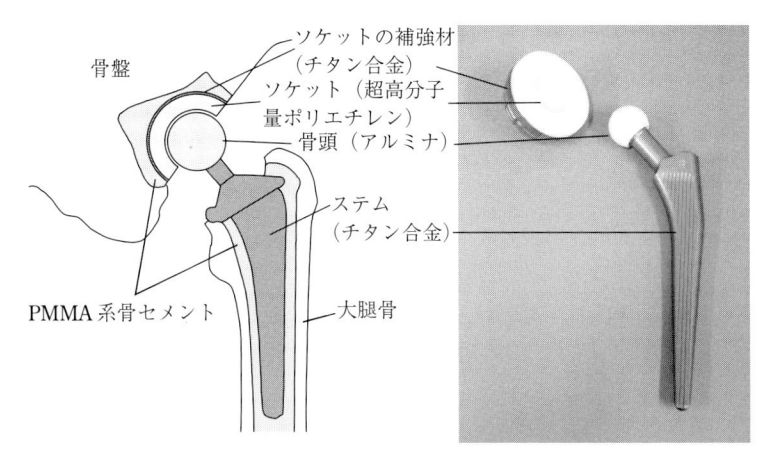

図 5.3 人工股関節の例

(図中ラベル：骨盤／ソケットの補強材（チタン合金）／ソケット（超高分子量ポリエチレン）／骨頭（アルミナ）／ステム（チタン合金）／PMMA系骨セメント／大腿骨)

樹脂は骨セメントとも呼ばれる。Charnleyの提案した人工股関節では，骨溶解による緩みがしばしば問題にされた。これは，摺動部の摩耗で生じる微粉末（摩耗粉）が引き起こす異物反応がおもな原因とされていた。埋植した人工股関節に，ずれや緩みが生じると，再度手術により固定し直さなくてはならない。そこで，摩耗粉を生じない材料として，生体不活性セラミックスであるアルミナ（Al_2O_3）を骨頭に用いた人工股関節が1970年代に開発された。

アルミナは，高強度で硬く，中性領域では化学的耐久性が非常に高い。したがって，アルミナ製骨頭は，それ自体が体内で摩耗する恐れはほとんどなくなった。その結果，骨頭表面は長期間使用後も滑らかさを維持できるようになったので，ポリエチレンの摩耗を減らすことができた。一方，ソケット用材料としては，耐摩耗性を改善するために超高分子量ポリエチレン（UHMWPE）が用いられるようになってきた。骨頭用アルミナはアルミナの多結晶体である。曲げ強さや疲労強さは，結晶粒径および不純物量に依存するので，骨頭として十分な機能を得るためには，原料粉末の大きさが0.4 μm以下で，純度が99.7％以上であることが求められ，焼結中に粒成長も抑制するために，原料粉末に微量（＜0.5％）のマグネシア（MgO）が添加されている。

ジルコニア（ZrO_2）焼結体も，人工股関節の骨頭に利用されている。イッ

トリア（Y_2O_3）のような添加剤を加えて得た部分安定化ジルコニア焼結体は，アルミナに比べて破壊靱性が大きい利点がある．ただし，ジルコニアは，体液環境下で強度が低下する低温劣化が懸念されており，さまざまな改良が行われている．

耐摩耗性だけを考えれば，ソケットも骨頭もセラミックスにするのがよい．しかし，このような人工股関節はあまり普及していない．それは，「セラミックスはもろい」という問題が依然として残るためである．人工関節には大きな衝撃が加わるので，クッションの機能を果たす UHMWPE がソケットに使われ，ステムには耐衝撃性に優れた金属が用いられることが多い．セラミックスは，もろく衝撃に弱いために，臨床医は金属製骨頭の人工股関節を好む傾向があるようである．

5.3.2 生体活性セラミックス

〔1〕 **生体活性ガラス**　　人工骨としてのセラミックスも，1970 年代以前には，生体内において安定で，しかも機械的強度が大きいことからアルミナが用いられていた．しかし，体内に埋入されたアルミナは，コラーゲンでできた線維性の被膜で取り囲まれ，骨とは直接結合しない．これは生体の示す自然な防御反応である．骨組織に固定する材料では，この防御反応がゆえに，骨と材料の間に隙間が生じ，ずれや緩みの原因となる恐れがある．そこで，骨と直接結合するような材料の開発が望まれていた．

1970 年代初頭，米国の Hench らは，世界で初めて骨と直接結合する材料として Bioglass® を開発した．Hench らが開発した材料は，ある組成範囲の Na_2O-CaO-SiO_2-P_2O_5 系ガラスである．このガラスの特徴は，P_2O_5 を含有することと，SiO_2 含有量を比較的小さくし，水と反応しやすくしている点にある．**表 5.3** に，Bioglass® のなかで最も広く研究されているガラス（45S5）の化学組成を，シリカガラスの化学組成および窓ガラスに使われている代表的実用ガラスの化学組成と比較して示す．

光ファイバーに用いられるシリカガラスは，ほぼシリカ（SiO_2）100 ％から

表5.3 生体活性ガラス（Bioglass®）と代表的な実用ガラスの組成の比較〔質量%〕

ガラス	組成／質量%					
	SiO_2	Na_2O	CaO	MgO	Al_2O_3	P_2O_5
生体活性ガラス（Bioglass®）	45.0	24.5	24.5	—	—	6.0
シリカガラス（石英ガラス）	>99.5	—	—	—	—	—
ソーダ石灰ガラス（窓ガラス）	70〜73	12〜15	8〜10	1.5〜3.5	0.5〜1.5	—

—：含有しない

なるガラスである。Bioglass® の化学組成に注目すると，P_2O_5 という成分が加わっているものの，おもな成分が SiO_2，Na_2O と CaO である点は一般的な窓ガラスと同じである。ただし，その割合は大きく異なり，窓ガラスにおいては SiO_2 の割合が大きく Na_2O や CaO の割合が小さいのに対し，Bioglass® においては SiO_2 の割合が小さく Na_2O や CaO の割合が大きくなっている。これにより，Bioglass® の化学的耐久性が低くなっている。

体内で比較的反応しやすい化学組成のガラスを選択したことで，ガラスと骨との結合が容易になった。骨の無機質とは関係がないと思われるような組成のガラスであっても骨と結合する性質を示すのは，体内において材料表面が体液と反応して，ハイドロキシアパタイトの薄層を形成するためである。Bioglass® は，骨だけでなく軟組織とも高い親和性を示すと報告されており，これを生かして耳小骨（耳の内部の骨）としての利用や，粉末の形で歯周組織の修復への利用が進められている。

〔2〕 **生体活性結晶化ガラス** Bioglass® の発見以来，骨と結合するセラミック製人工骨を開発する試みが，数多く進められた。まず Bioglass® はその機械的強度が低く，その改善が課題となった。また，アルカリ成分も多いために，体内での溶解を抑制することも求められた。これらの点を解決するために，ハイドロキシアパタイトを析出した Na_2O-K_2O-MgO-CaO-SiO_2-P_2O_5 系結晶化ガラスである Ceravital® が開発された。その後に開発された生体活性結晶化ガラスの代表例としては，ハイドロキシアパタイトとウォラストナイト（$CaSiO_3$）を析出した MgO-CaO-SiO_2-P_2O_5-CaF_2 系結晶化ガラスである Cerabone® A-W（結晶化ガラス A-W）やハイドロキシアパタイトと雲母を析

出した SiO_2-(Al_2O_3)-MgO-Na_2O-K_2O-F-CaO-P_2O_5系結晶化ガラスである BIOVERIT® が挙げられる。

〔3〕 **ハイドロキシアパタイト** 　化学量論組成のハイドロキシアパタイト ($Ca_{10}(PO_4)_6(OH)_2$) の粉末を化学的に合成し，これを成形，焼成して得られる多結晶焼結体は，骨と結合する人工骨の代表として現在広く臨床で使用されている。ハイドロキシアパタイト焼結体が骨と結合する性質を有することが報告されたのは，Bioglass®よりも後の1970年代後半になってである。その頃から，ハイドロキシアパタイト焼結体を人工骨として開発する研究が，日本，米国，欧州でさかんに行われ，現在では，生体活性セラミックスのなかで最も多く人工骨として用いられるに至っている。

図5.4に人工骨として用いられているハイドロキシアパタイト焼結体の製品を示す。頭蓋骨，椎体，腸骨のような補てん材料として用いられている。ハイドロキシアパタイトは，溶解度が小さいので緻密体として用いた場合，その溶解速度は小さく，体内でほとんど吸収されない。そのためハイドロキシアパ

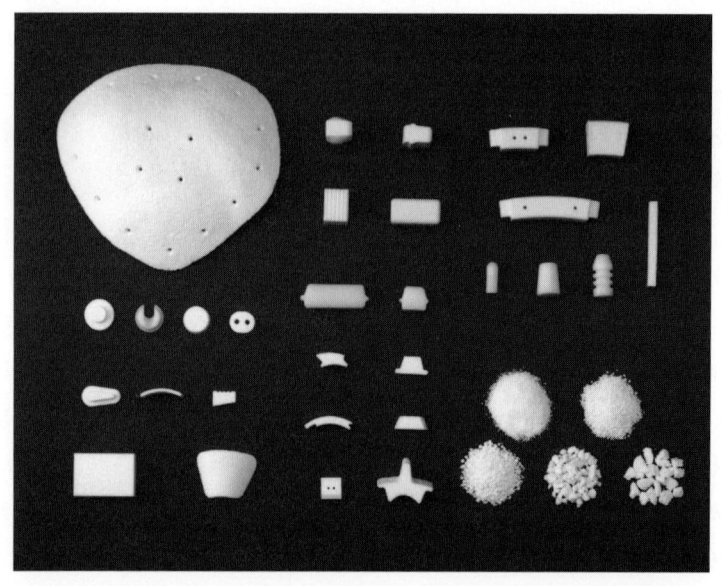

図5.4　ハイドロキシアパタイト製の人工骨〔提供：HOYA株式会社〕

タイトの緻密体は，残存型の人工骨として利用されている。

リン酸カルシウム系化合物には，**表5.4** に示すようにさまざまな種類のものが存在する。ハイドロキシアパタイトは，約 pH 7 の体液環境において最も小さい溶解度を示す。すなわち，体内で最も溶けにくいリン酸カルシウムである。これは，生命がハイドロキシアパタイトを骨格に利用している大きな理由の一つであろう。

表5.4 代表的なリン酸カルシウムの種類とその溶解度積

化合物（略称）	組成	Ca/P〔モル比〕	溶解度積 K_{sp} (37℃)
dicalcium phosphate dihydrate (DCPD)	$CaHPO_4 \cdot 2H_2O$	1.00	$2.34 \times 10^{-7} [mol\ L^{-1}]^2$
dicalcium phosphate anhydrous (DCPA)	$CaHPO_4$	1.00	$9.55 \times 10^{-8} [mol\ L^{-1}]^2$
octacalcium phosphate (OCP)	$Ca_8(HPO_4)_2(PO_4)_4 \cdot 5H_2O$	1.33	$2.51 \times 10^{-99} [mol\ L^{-1}]^{16}$
α-tricalcium phosphate (α-TCP)	$Ca_3(PO_4)_2$	1.50	$3.16 \times 10^{-26} [mol\ L^{-1}]^5$
β-tricalcium phosphate (β-TCP)	$Ca_3(PO_4)_2$	1.50	$3.16 \times 10^{-30} [mol\ L^{-1}]^5$
hydroxyapatite (HAp)	$Ca_{10}(PO_4)_6(OH)_2$	1.67	$6.30 \times 10^{-118} [mol\ L^{-1}]^{18}$
tetracalcium phosphate (TTCP)	$Ca_4(PO_4)_2O$	2.0	pK_{sp} で 42.4

ハイドロキシアパタイトの粉末は，さまざまな方法で合成が可能である。代表的な合成法に湿式法があり，この方法では，水酸化カルシウム（$Ca(OH)_2$）懸濁液に Ca/P のモル比が 1.67 となるようにリン酸を加え，さらにアンモニア水を添加することで pH を塩基性に保つ。そうすると，低結晶性のハイドロキシアパタイトが得られ，これをさらに焼成すると結晶性の高いハイドロキシアパタイト粉末が得られる。このようにして得られたハイドロキシアパタイト粉末を，プレス成形したのち，950〜1300℃で焼成するとハイドロキシアパタイトの緻密体が得られる。

生体組織とハイドロキシアパタイトのより強い結合を期待して，ハイドロキシアパタイトの多孔体も用いられている。体内に埋め込まれた，気孔径 100 μm 以上の連続気孔をもつ多孔体では，孔の内部へ新生骨の侵入が認められる。表面積が大きい多孔体であれば溶解が起こりやすくなる。そのため，生

体吸収性セラミックに類似した挙動も期待できる。しかも，多孔体は，臨床の場で成形や加工が容易にできる利点もある。ただし，多孔体では機械的強度を期待できないので，荷重のかからない部位に用いられるにとどまる。

5.3.3 生体吸収性セラミックス

1970年代には，体内で徐々に吸収されて骨に置き換わるセラミックスが開発されている。天然骨の無機成分であるハイドロキシアパタイトと同じリン酸カルシウムの一種の，リン酸三カルシウム（TCP：tricalcium phosphate，$Ca_3(PO_4)_2$）である。体液環境下におけるTCPの溶解度はハイドロキシアパタイトよりも大きい。そのためにハイドロキシアパタイトがほとんど体内で吸収されないのに対し，TCPは徐々に吸収されて骨に置き換わる。TCPも骨と直接接する性質があり，生体活性セラミックスに分類される場合もある。ただし，生体活性セラミックスで見られた表面での骨類似アパタイト層の形成を介さずに結合しているように観察されるという報告もあり，骨との結合機構については不明な点も多い。そのため，吸収性を特徴として開発されたセラミックスは，生体吸収性セラミックスとして分類される場合が多い。

TCPは，高温で安定なα相（α-TCPと呼ぶ）と低温で安定なβ相（β-TCPと呼ぶ）がある。体液環境下では，α-TCPの溶解度のほうがβ-TCPのそれに比べ大きい。現在，人工骨のブロックや顆粒として臨床で使用されているのは溶解度の小さいβ-TCPのほうである。例えば図5.5に示すような，気孔径が

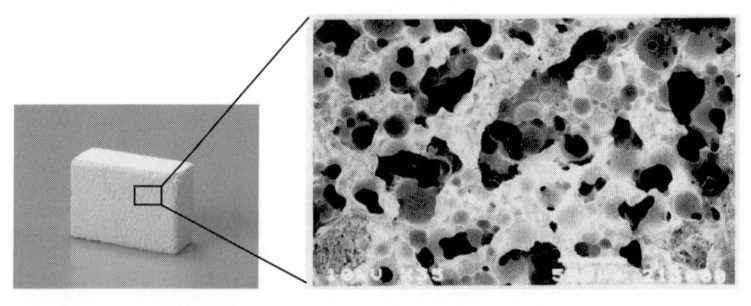

図5.5 β-TCP多孔体〔提供：オリンパステルモバイオマテリアル株式会社〕

5.3 セラミックスの生体に対する挙動に基づいた分類

約 100 〜 400 μm,気孔率が約 75 % のものが市販されている.

多孔体にしているのは,細胞や生体組織の侵入を期待しているからである.一般に,細胞が気孔に侵入してくるためには,少なくとも 100 μm 程度の連続気孔が必要である.多孔体であるので,手術現場で必要な大きさに加工するのが容易である.気孔率は,生体内での吸収速度と機械的特性に影響を与える.気孔率を大きくすると吸収速度は大きくなるが,その機械的強度は低下する.したがって,吸収性の人工骨においては気孔構造を制御することが重要な因子となる.すなわち,現在市販されている気孔径が約 100 〜 400 μm,気孔率が約 75 % のものを基準に考えたとして,それよりも高い吸収性を求める場合には気孔率を大きくする必要があり,より高い機械的強度を求める場合には気孔率を小さくすることが必要となる.このように生体吸収性セラミックスは制御すべき因子も多いものの,代謝により本来の骨に近い状態まで回復することも可能になる.図 5.6 に生体吸収性セラミックスの多孔体で腓骨を再建した症例を示す.

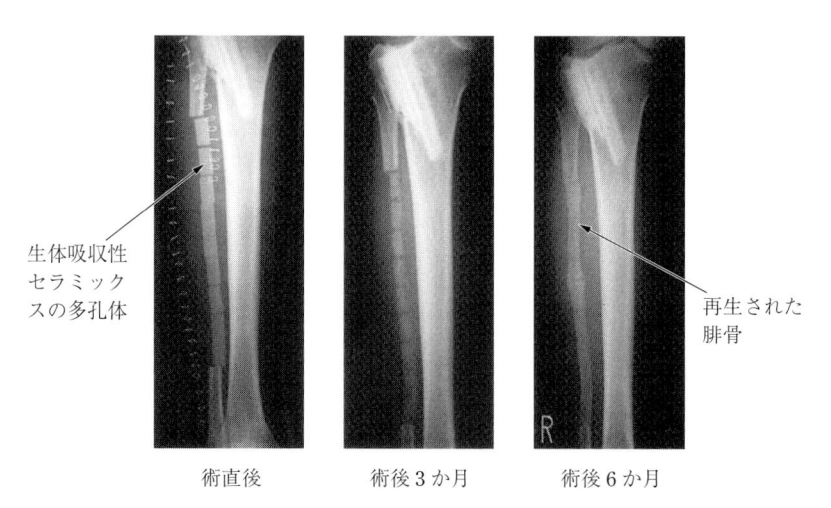

図 5.6 生体吸収性セラミックス (β-TCP) 多孔体でヒトの脛の骨の一部(腓骨)を再建した症例(名古屋記念病院整形外科)〔提供:オリンパステルモバイオマテリアル株式会社〕

5.3.4 リン酸カルシウムペースト

骨補てん材料として利用されているハイドロキシアパタイトやTCPのような焼結体は，通常，ブロック状や顆粒状のものである．ブロック状の場合，骨欠損部が複雑な形状をしていると，その形状に合わせて成形をするのは困難である．さらに，顆粒状のものを骨欠損部に埋入した場合，その粒子が固定されず動いてしまうという問題が生じる．そこで，骨欠損部に埋入後硬化するようなペースト状の人工骨が求められる．この要求に応えるために開発された材料が，リン酸カルシウムペーストである．

α-TCP粉末を水と混合して加水分解させると，粉末はハイドロキシアパタイトを生成しながら硬化する．この転化反応が短時間で行われれば，水と粉末を混ぜるだけで硬化する材料が得られる．しかし，α-TCP単独では水との反応が遅いので，実用製品ではα-TCPにリン酸水素カルシウム（$CaHPO_4$）やリン酸四カルシウム（$Ca_4(PO_4)_2O$）を添加した混合粉末が，短時間で硬化する人工骨用ペーストとして用いられている．さらに，粉末に混合する水に，粘性（操作性）を向上させるためにコンドロイチン硫酸ナトリウムを，硬化時間を制御するためにコハク酸二ナトリウムを加えるような工夫が施されている．これらの粉末と液剤を適当な配合比で混ぜ合わせると，10分程度で硬化するペーストが得られる．このペーストは，体液環境下に置かれると，しだいにハイドロキシアパタイトに転化しながら硬化する．粉末と液剤の配合比を変えることで，ペーストの粘度を変えることができる．その結果，注射器で注入できる軟らかい状態から自由な形状にできるやや硬い粘土状態まで，操作性を調整することができる．硬化したペーストは，それ自体で荷重を支えるほどの機械的強度は得られないので，臨床では，骨欠損部の修復や，ねじのような人工材料と骨の隙間を埋めるのに用いられている．

5.4 歯科領域で用いられるセラミックス

歯は，ものを食べるためにはなくてはならないものである．前歯は食べたも

のをかみ切る機能を，臼歯は食べたものをすりつぶす機能をもっている。「食べる」ということは，生きるために栄養を摂取するというだけではない。食の楽しみは，われわれが豊かに生活していくためには非常に重要なものである。歯は食べる以外に，力を入れて踏ん張る際にも必要であるし，咀嚼運動は，脳の働きを良くするとも考えられている。さらに，歯は顔の一部であり，美容の観点からも重要な役割を果たしている。

歯は，う蝕（虫歯），歯周病，けがのような損傷を受けることがある。その場合，これらの損傷を修復する技術が必要となる。約95％がハイドロキシアパタイトからできているエナメル質は，人体のなかで最も硬い生体組織である。エナメル質中のハイドロキシアパタイトは結晶性が高い。エナメル質は耐食性と耐摩耗性に優れているので歯を保護する働きを有している（図4.11参照）。象牙質は歯の大部分を占め，エナメル質よりもやや軟らかい生体組織である。ハイドロキシアパタイトが象牙質の約70％を占め，歯髄の部分には神経や血管が通っている。歯の機能を果たしているのはエナメル質と象牙質である。それらはおもに無機成分からできているので，歯をセラミックスで修復するということはイメージしやすいであろう。

5.4.1 歯科用陶材

義歯（入れ歯）用材料として，一般にセラミックスが用いられている。義歯に用いられているセラミックス製人工歯の写真を図5.7に示す。義歯床とな

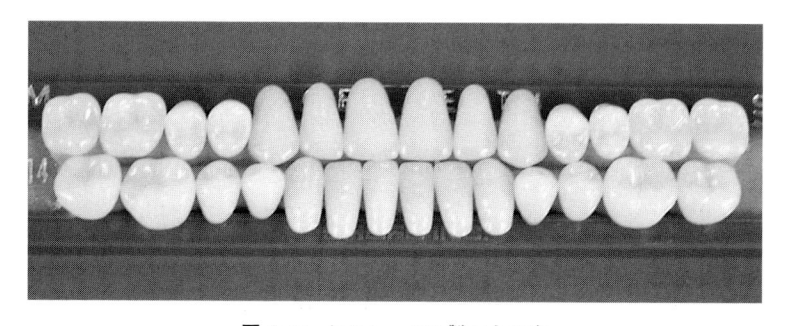

図5.7 セラミックス製の人工歯

る高分子材料（多くの場合，ポリメチルメタクリレート）に，人工歯は固定されて使用される。人工歯に求められる性質としては，生物学的性質や機械的性質が重要であるのは当然であるが，歯科材料においては，他の生体材料とは異なり，審美性に優れることが非常に重視される。さらに，口腔内環境下は，食事により pH および温度の変化が起こるので，これらの変化に対しても安定なことが要求される。

正長石（$KAlSi_3O_8$）や石英（SiO_2）を主成分としたセラミックスが人工歯に用いられてきた。しかし現在では，シリカのようなセラミックス粒子を充てん材に，そして，ポリマーをマトリックス材にした複合材料製人工歯が主流になってきている。なぜならば，ポリマーのみでつくられた人工歯では十分な強度と耐摩耗性を達成できないからである。無機と有機の複合材料であるから，コンポジット（複合体）レジンと呼ばれている。コンポジットレジンでは，ポリマー中にセラミックス粒子充てん材を均一に分散させる技術が重要である。

臼歯の歯冠の修復には，多くの場合，金属材料が用いられている。それは，金属材料は靱性が高く，しかも成形しやすいからである。しかし，金属材料は金属光沢を有するので審美性の点から好まれない。そこで，特に前歯のような審美性が求められる部位では，審美性の高いセラミックスが用いられている。このように，セラミックスは天然歯によく似た色調や透明性を有し，生体親和性・耐摩耗性・化学的安定性に優れているので，歯科分野では審美修復を目的とした治療に欠くことのできない材料となっている。

5.4.2 充てん材およびセメント

う蝕などの処置により生じた窩洞（歯の欠損部）に直接充てんするために，あるいは欠損部が大きいときにクラウンやインレーのような修復物を合着するために，グラスアイオノマーセメント（glass ionomer cement, ガラスアイオノマーセメントとも呼ばれる）や上記のコンポジットレジンが広く用いられている。グラスアイオノマーセメントは，$CaO-Al_2O_3-SiO_2-F$ 系ガラス粉末を，ポリアクリル酸のようなポリアニオン水溶液と混合したものである。混合する

と，ポリアニオンが酸性であるので，ガラス粉末からカルシウムイオンおよびアルミニウムイオンが溶出する．これらがポリアニオンを架橋して，強固なゲルを形成して硬化する．この強固なゲル中に反応したガラス粉末が分散した形で硬化体ができあがる．

グラスアイオノマーセメントの優れている点は，歯質に対して高い接着強度を示すことに加え，その内部からフッ化物イオンを徐放し，う蝕を予防する効果があることである．歯質に対して高い接着性を示すのは，ポリアクリル酸のカルボキシル基が歯質のハイドロキシアパタイトのカルシウムイオンとイオン結合するためである．フッ化物イオンは，硬化時に反応したガラスから溶出し，これが硬化体中のゲル中に取り込まれていると考えられる．この取り込まれているフッ化物イオンが，ゆっくりと口腔内で徐放される．徐放されたフッ化物イオンは，歯質のハイドロキシアパタイトの格子内に取り込まれる．ハイドロキシアパタイトはフッ化物イオンを取り込むと，その溶解度が小さくなって溶けにくくなるので，歯質はう蝕になりにくくなる．

5.5 セラミックスの生体機能を生かす材料設計

5.5.1 生体活性結晶化ガラス A-W の設計概念

結晶化ガラス A-W は，日本で開発され臨床使用された骨置換材料の一つである．結晶化ガラス A-W（glass-ceramic A-W）は，A-W GC（GC は glass-ceramic の略を意味する）と呼ばれる場合もある．ここでは，結晶化ガラス A-W の設計概念と合成プロセス，評価からセラミックバイオマテリアルを開発する手法を論じる．

小久保らのグループによって結晶化ガラス A-W が発表されたのは 1982 年であるので，研究の出発はその数年前である．当時は，Bioglass® が CaO と P_2O_5 を含んでいる点やリン酸カルシウムであるハイドロキシアパタイトが骨と結合する生体活性を示すことが報告されており，リン酸カルシウムを含む組成が人工骨として有用であると認識されていた．ただし，Bioglass® やハイド

ロキシアパタイト焼結体では機械的強度が不十分であった。結晶化ガラスの手法を用いれば，微細な結晶をガラス中に析出した物質が得られるので，機械的な強度を大きくできる可能性がある。そこで，リン酸カルシウム結晶を析出するためにリン酸三カルシウム（$Ca_3(PO_4)_2$）が，機械的強度を向上するためにウォラストナイト（$CaSiO_3$）がそれぞれ選ばれ，この擬二成分系のガラスが基礎組成に用いられた。ここで，β型のウォラストナイト（β-$CaSiO_3$）は，繊維状の形態をもつ鉱物として知られており，ちょうど骨がコラーゲンの線維で補強されているイメージで選択されている。

　実際の合成においては，この$Ca_3(PO_4)_2$-$CaSiO_3$系の共晶組成を基準に，さらに，ウォラストナイトガラス（$CaSiO_3$）の組成の一部をディオプサイド（$CaO \cdot MgO \cdot 2SiO_2$）に置き換えた組成が選ばれている。この組成を100として，結晶化のための助剤にCaF_2を0.5質量比で加えた組成で，結晶化ガラスA-Wのもととなるガラスを得る。具体的には，化学試薬の$CaHPO_4 \cdot 2H_2O$，$CaCO_3$，SiO_2，MgO，CaF_2を出発原料に用いてまずガラスを合成する。$CaHPO_4 \cdot 2H_2O$については仮焼により$Ca_2P_2O_7$としたあとに，化学組成MgO 4.6，CaO 44.7，SiO_2 34.0，P_2O_5 16.2，CaF_2 0.5質量%になるように原料粉末を混合し，その混合粉末（バッチ）を白金るつぼで溶融し，融液を急冷してガラスを得る。このガラスを再度粉砕してガラス粉末を得る。このガラス粉末を加圧成形して得られた成形体を1050℃で焼結と結晶化を行い，ガラス中にアパタイトとウォラストナイトを析出させた結晶化ガラスを得る。

　理想的にはバルクのガラスをつくり，それをバルク結晶化により均一に結晶化できるほうが工程が少なくなると考えられる。しかし，繊維状鉱物のβ-ウォラストナイトは表面結晶化を起こしてしまい，均一な結晶化物質を得るのが難しい。そのため，ガラス粉末を焼結，結晶化するプロセスが選択されている。このプロセスで合成した結晶化ガラスは，約100 nmの粒径のオキシフルオロアパタイト（$Ca_{10}(PO_4)_6(O, F_2)$）とβ-ウォラストナイトがそれぞれ，38質量%と34質量%析出した結晶化ガラスとなる。残りのガラスマトリックスはMgO-CaO-SiO_2系ガラスである。これらの析出結晶相のアパタイト（apatite）

とウォラストナイト（wollastonite）の頭文字を略して，結晶化ガラスA-Wの名前で呼ばれるようになる。

表5.5に，結晶化ガラスA-Wの機械的特性を，Bioglass®やその他の生体活性結晶化ガラス，ヒトの骨の機械的特性と比較して示す．結晶化ガラスの曲げ強度はガラス（Bioglass®）よりも大きいことがわかる．結晶化ガラスのなかでも，結晶化ガラスA-Wの機械的強度は皮質骨に匹敵する値を得ている．結晶化ガラスA-Wの機械的強度は，ハイドロキシアパタイト焼結体よりも大きい．皮質骨と対比した場合も大きな曲げ強さを示す．しかも，ヒトの細胞外液を模倣した擬似体液（SBF）中における疲労特性を評価した結果によれば，結晶化ガラスA-Wの寿命は，ハイドロキシアパタイト焼結体よりも大きいと予測されている．

表5.5 Bioglass®, Ceravital®, Cerabone® A-W, BIOVERIT® およびヒトの骨の機械的特性

物 性	Bioglass®	Ceravital®	Cerabone® A-W	BIOVERIT®	皮質骨	海綿骨
密度 [g·cm^{-3}]	2.6572		3.07	2.8	1.6～2.1	
硬度 [HV]	458±9.4		680	500		
圧縮強さ [MPa]		500	1080	500	100～230	2～12
曲げ強さ [MPa]	42		215	100～160	50～150	
ヤング率 [GPa]	35	100～150	118	70～88	7～30	0.05～0.5
破壊靭性 [MPa·m$^{1/2}$]			2.0	0.5～1.0	2～6	

コーヒーブレイク

人工骨開発に生きた学部での鉱物学の研究経験

本章で紹介した結晶化ガラスA-Wは，β-ウォラストナイトにより機械的強度の高さや寿命の長さを得ている．この鉱物を利用する発想は，学部学生の頃の経験によると開発者の小久保正先生は述べている．学部の頃に地学科に在籍し，鉱物学を学んでいた頃に，たびたび見ていた白くて長い繊維状の結晶の印象が，20年後の人工骨の開発に結びつき，その利用への発想に至ったそうである．地学科で学んだ知識と経験が，時を経てバイオマテリアルの新しい設計へと生かされ，新しい人工骨に結びついたのである．大学で学ぶ多くの知識や経験は，すぐに役立つとは思えないと感じる学生諸氏も多い．しかし，新しい研究分野や技術の開発を目指すには，やはり広い知識を学び異なる経験を大切にしておきたいと思わせるエピソードである．

一方,骨組織との親和性を評価した結果によれば,結晶化ガラス A-W と骨の直接結合は観察され,その接着強度も大きい。このように,結晶化ガラス A-W は,骨との高い親和性を有すると同時に高い機械的強度をもつことから,人工椎体,人工腸骨といった骨置換材料として,1991〜2000年にかけて Cerabone® A-W の商品名で約6万例が使用された。

生体活性を示すセラミックスの開発を見ると,骨の修復を行うために,材料研究者が新しい生体機能を発現する材料を得ようとセラミックスの科学と工学を駆使して新素材を生み出しているのがわかる。それまでは,工業用として実績のある材料を,生体内に使うために最適な形状や使用法を探索していたのに対して,生体材料としての使用を前提に材料の組成や微構造が設計されている。

5.5.2 結晶化ガラス A-W と骨組織の結合機構

生体活性セラミックスの開発がさかんになってきた 1970 年代の初頭は,カルシウムやリンを含む組成に重点を置いて材料の設計が進められていた。これは,天然の骨の無機成分がリン酸カルシウム化合物のハイドロキシアパタイトであることに起因している。しかし,結晶化ガラス A-W の組成に少しアルミナ (Al_2O_3) を添加すると,ほぼ同じ結晶相を含んでいるにもかかわらず,骨との結合が生じなくなる。さらに,材料にリンを含まないケイ酸カルシウム二成分系ガラスでも骨と結合する場合がある。これらの事実から,材料にハイドロキシアパタイトやリン酸カルシウムを含んでいることは,骨との結合性(骨伝導性)の発現を決定してはいないとの仮説が生まれる。

生体活性セラミックスと骨の界面を観察すると,その界面では生体内で生成した骨の構造に類似したハイドロキシアパタイト(以後,骨類似アパタイトと呼ぶ)からなる層を介して骨と結合している。結晶化ガラス A-W の組成にアルミナを加えると,骨類似アパタイト層の形成が起こらなくなる。骨類似アパタイト層が形成しない場合,アパタイト(酸素フッ素アパタイト)が含まれている結晶化ガラスであっても骨と結合しなくなる。

これらのことから,「表面に骨類似アパタイト層が形成されることが,生体

5.5 セラミックスの生体機能を生かす材料設計

活性セラミックスが骨伝導性を示し骨と結合するための条件となる」との説が導き出せる．材料にあらかじめアパタイトが含有されていること自体は，骨類似アパタイト層の形成には必須とならないこともわかる．言い換えれば，材料が骨結合性を示すには体内で表面に骨類似のアパタイト層をつくる性質をもてば十分であるといえる．

小久保らは，体内における生体活性セラミックス表面での骨類似アパタイト層の形成を，彼らの提案した擬似体液（simulated body fluid：SBF）中においても再現できることを示した．SBFは，細胞やタンパク質のような有機物を含んでいない．SBFは，無機イオン濃度だけをヒトの細胞外液のそれにほぼ等しくした水溶液である（図5.8）．

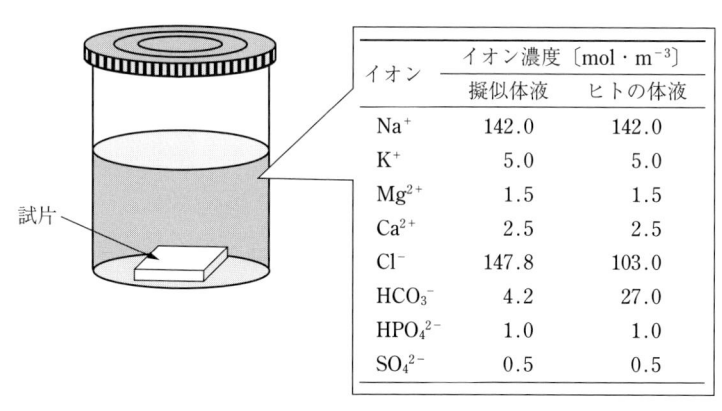

イオン	イオン濃度〔$mol \cdot m^{-3}$〕	
	擬似体液	ヒトの体液
Na^+	142.0	142.0
K^+	5.0	5.0
Mg^{2+}	1.5	1.5
Ca^{2+}	2.5	2.5
Cl^-	147.8	103.0
HCO_3^-	4.2	27.0
HPO_4^{2-}	1.0	1.0
SO_4^{2-}	0.5	0.5

擬似体液では，トリス緩衝剤（$50\,mol \cdot m^{-3}$（CH_2OH）$_3CNH_2$，$45\,mol \cdot m^{-3}$ HCl）によって液温36.5℃でpHを7.25または7.40になるように調整する

図5.8 ヒトの体液（細胞外液）とほぼ等しいイオン濃度を有する擬似体液（SBF）による実験

したがって，生体活性セラミックス表面における骨類似アパタイト層の形成は細胞やタンパクが機能しているのではなく，体液中の無機イオンとセラミックスの化学反応によるといえる．体液環境下で生成するハイドロキシアパタイトはその組成や構造において天然骨のハイドロキシアパタイトの特徴とよく似ている．したがって，骨類似アパタイトと呼ばれるのである．骨類似アパタイ

層がセラミックス表面に形成されると、生体はこれを異物とは認識せずに、骨がこのセラミックス表面の骨類似アパタイト層に寄ってきて、この層を介してセラミックスと結合すると推定されている。これらの知見に基づけば、骨と直接結合する生体活性材料を得るには図 5.9 に示すように、体内で化学反応により、表面に骨類似アパタイト層を新たに形成する材料を設計すればよいことになる。

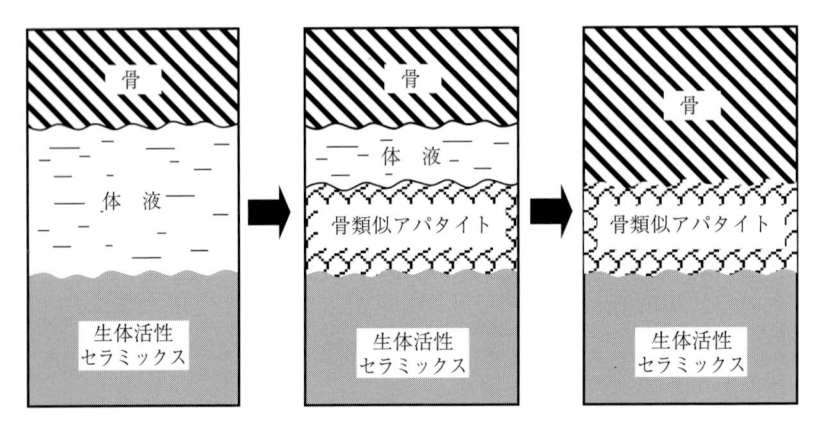

図 5.9 生体活性セラミックスと骨の結合機構

これまでに、SBF 中における CaO-SiO_2-P_2O_5 系ガラス表面での骨類似アパタイト形成の組成依存性が調べられている（図 5.10）。その結果から、骨類似アパタイト層を形成するのは CaO と P_2O_5 を主成分とする組成域ではなく、CaO と SiO_2 を主成分とする組成域であることがわかっている。

興味深いことに、ハイドロキシアパタイトを構成する成分の一つである P_2O_5 を含有していない二成分系の $50\,CaO \cdot 50\,SiO_2$ 〔mol%〕ガラスであっても、SBF 中で表面に骨類似アパタイト層が形成されている。これはつぎのように説明されている。体液の組成は、通常、ハイドロキシアパタイト（$Ca_{10}(PO_4)_6(OH)_2$）の溶解度を超えるカルシウムイオン（Ca^{2+}）とリン酸イオン（PO_4^{3-}）を含有している。体液環境下に $50\,CaO \cdot 50\,SiO_2$ 〔mol%〕ガラスがさらされるとガラスから周囲の液に向けて Ca^{2+} が溶出する。その結果、周囲の液のハイドロキシアパタイトに対する過飽和度が上昇する。Ca^{2+} の溶出は同時にガラス表面に水和したシリカゲルを形成する。このシリカゲルの Si-OH

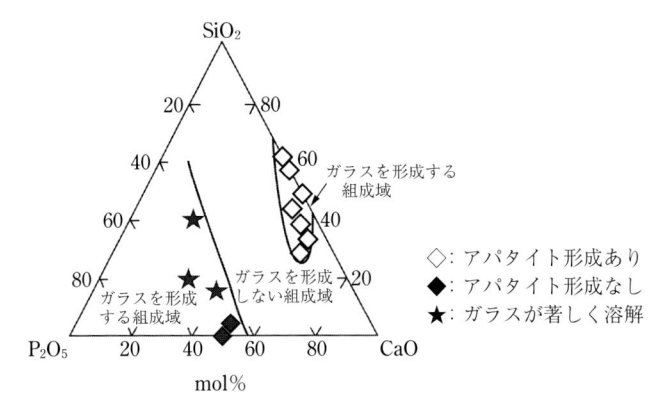

5.5 セラミックスの生体機能を生かす材料設計

ガラスの合成は，最高温度1 600℃の溶融急冷法による

図5.10 擬似体液（SBF）中におけるCaO-SiO_2-P_2O_5系ガラス表面の骨類似アパタイト形成の組成依存性（浸漬期間：30日）〔C. Ohtsuki, T. Kokubo, K. Takatsuka and T. Yamamuro, J. Ceram. Soc., Jpn, **99**, pp.1-6（1991）〕

基が骨類似アパタイトの不均一核形成を誘起する。骨類似アパタイト形成に必要なPO_4^{3-}は体液から供給される。体液との反応によりCaO-SiO_2系ガラスの表面に骨類似アパタイト層が形成されるメカニズムの模式図を**図5.11**（口絵6参照）に示す。

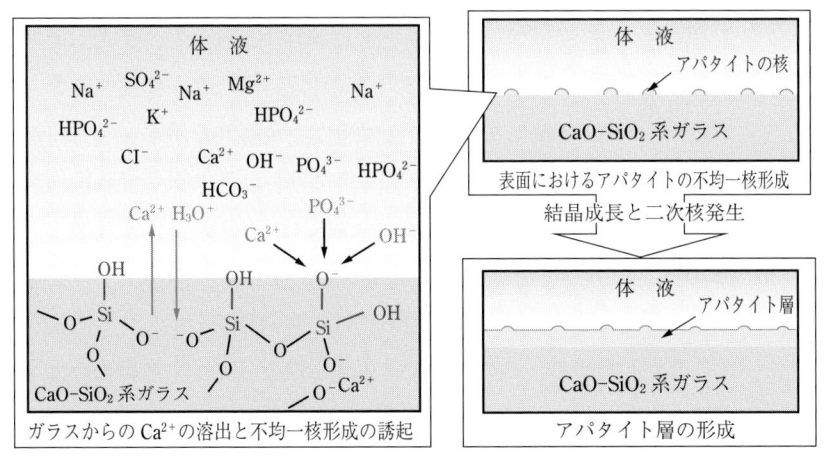

図5.11 CaO-SiO_2系ガラス上に骨類似アパタイト（アパタイトと略）の層が形成されるメカニズム（口絵6参照）

50 CaO・50 SiO$_2$〔mol%〕ガラスが，実際に骨類似アパタイト層を介して骨と結合することは，動物実験により確かめられている．Bioglass®も，おもな成分がSiO$_2$とCaOであり，骨類似アパタイトを形成するメカニズムは，CaO-SiO$_2$系ガラスの場合と同様である．ただし，Ca^{2+}よりも周囲の体液への溶出速度の大きいNa$^+$が含まれるために，シラノール基の形成が促進され，骨類似アパタイトの形成はCaO-SiO$_2$系ガラスよりも大きくなる．

5.5.3 生体活性ガラスと骨組織の結合機構に基づく材料設計

前項で説明したメカニズムが解明されてきたことは，新しい骨修復材料の創製に多くの方向性を提供している．例えば，有機成分と無機成分を分子レベルでハイブリッド化した生体活性材料がある．

現在使用されている人工骨用生体活性セラミックスは，天然骨に比べて破壊靱性が低く，ヤング率が高すぎるので，限られた部位にしか用いることができない．先に述べたように，これを解決するために，ハイドロキシアパタイトのような生体活性セラミックス粉末とポリエチレンのような高分子を複合化した材料が開発されている．Bonfieldらは，ポリエチレンにハイドロキシアパタイトの粉末を機械的に混合した材料を開発した．この複合材料は，ハイドロキシアパタイト含有量の割合が大きくなるとともに弾性率が増加し，また，骨との親和性も増大する．ハイドロキシアパタイトの体積分率が45体積%を超えるともろくなるが，約40体積%までであれば適度な柔軟性を示す．一方，ハイドロキシアパタイトが20体積%以下では，複合材料は骨欠損部で線維性被膜によりカプセル化されるので骨と結合しないが，ハイドロキシアパタイトが20体積%より大きければ，骨結合性を発現する．すなわち，ハイドロキシアパタイトの体積分率が20〜40体積%であれば，骨結合性を示しつつ適度な柔軟性を示す．しかしながら，この手法では生体活性セラミックス粉末の大半は高分子中に埋もれてしまい，十分な生体活性が発現されない．

そこで，分子レベルで生体活性成分と有機成分をハイブリッド化した（有機

5.5 セラミックスの生体機能を生かす材料設計

-無機ハイブリッド) 生体材料の開発が行われている。CaO-SiO$_2$系ガラスが生体活性を発現する機構に基づけば,体内で骨と結合する材料を開発するには,Ca^{2+}を放出する成分とSi-OH基を生成する成分を備えた材料にする必要がある。これらの基礎成分を高分子で修飾すれば,骨結合性と種々の機械的特性をもつ新しい生体材料が得られる可能性がある。具体的には,Si-OH基を含有する有機物質を合成するプロセスとして,アルコキシシラン化合物の加水分解と縮重合を利用するゾル-ゲル法が用いられている。有機成分であるポリジメチルシロキサン (PDMS) と無機成分を与えるテトラエトキシシラン (TEOS) と硝酸カルシウムを用いて,ゾル-ゲル法で有機成分と無機成分を分子レベルで複合化したハイブリッド材料が開発されている。このハイブリッド材料の構造モデルを図5.12に示す。得られたハイブリッド材料は,生体活性ガラスと同じようにSBF中で表面に骨類似アパタイト層を形成する。

有機鎖の側鎖にSi-OH基を導入したハイブリッド材料も研究されている。3-メタクリロキシプロピルトリメトキシシラン (MPS:H$_2$C=CCH$_3$COO(CH$_2$)$_3$

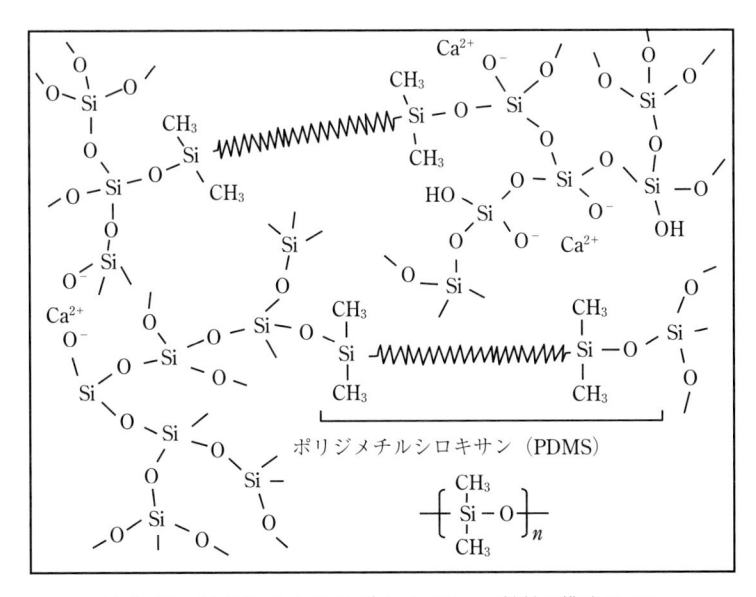

図5.12 PDMS-CaO-SiO$_2$系ハイブリッド材料の構造モデル

Si(OCH$_3$)$_3$ を用いて，2-ヒドロキシエチルメタクリレート（HEMA：H$_2$C＝C(CH$_3$)COOCH$_2$CH$_2$OH）を主成分としたポリマーを調製する．得られた高分子溶液に塩化カルシウム（CaCl$_2$）を添加したあと乾燥させるとゲル状の材料になる．得られた材料は柔軟性を示し，SBF に浸漬すると表面が骨類似アパタイト層で覆われる．この材料は，骨結合性を発現する有機‐無機ハイブリッドの設計指針を与えている．

この種の有機‐無機ハイブリッド材料は，それ自体で柔軟性と生体活性を併せもつ材料となり得るだけでなく，高分子材料の基板にコーティングすることや高分子材料にブレンドすることで，より広範囲の生体材料に応用できる可能性がある．このような有機‐無機ハイブリッド材料の技術を応用すれば，生体活性セラミックスの示す骨結合性と有機成分の示す種々の機能性を併せもつ新しい生体材料が開発されると期待できる．

5.5.4 生体活性セラミックスの特性を生かす金属材料の表面処理

セラミックスでできた人工骨では，大きな荷重を支える機械的強度と破壊靱性を併せもつ材料は得られていない．そこで，大腿骨のような荷重がかかる部位の修復には，機械的強度と同時に破壊靱性に優れた金属材料が用いられている．しかし，金属材料は一般に，生体組織との適合性の低さが課題となる．そこで，生体親和性の高いハイドロキシアパタイトをコーティングした金属材料が開発されている．そうすることで，ハイドロキシアパタイトの優れた生体組織親和性と金属の優れた機械的特性を併せもった生体材料が得られる．

ハイドロキシアパタイトをコーティングした金属材料は生体の骨組織と容易に結合する．生体活性セラミックスによる骨との直接結合で，長期間にわたって安定性が保たれる．人工股関節のステム用や人工歯根用金属材料の表面に，ハイドロキシアパタイトをコーティングしたものが実用化されている．図5.13にはハイドロキシアパタイトをコーティングした人工歯根の写真を示す．骨に埋入される部分に，ハイドロキシアパタイトがコーティングされている．コーティングの手法には，プラズマ溶射法，電気泳動堆積法，スパッタ

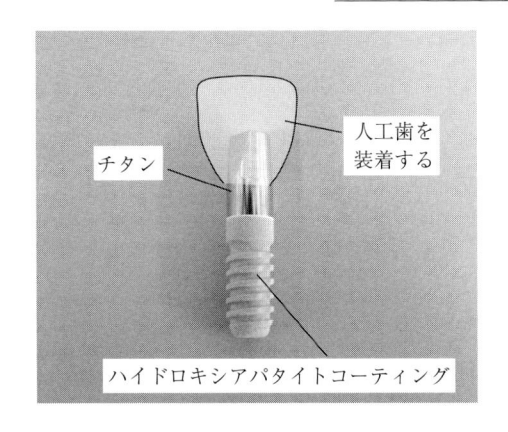

図5.13 ハイドロキシアパタイト
　　　コーティングした人工歯根

（図中ラベル：チタン／人工歯を装着する／ハイドロキシアパタイトコーティング）

法，熱間等方加圧式焼結（HIP）法，フレーム溶射法などがある．そのなかで，ハイドロキシアパタイトのコーティングには，プラズマ溶射法が広く用いられている．

ただし，コーティングにはセラミックスと基材の界面で剥がれる懸念がつきまとう．そこで最近では，金属チタンやチタン合金の表面をアルカリ水溶液や過酸化水素水溶液で化学処理をしたあとに加熱処理を施して，体内で骨類似アパタイトを形成しやすい表面に改質する技術も開発されている．化学処理と熱処理によって，チタン系金属材料の表面を傾斜的に生体活性セラミックスと同じ機能を与えて，体内で骨類似アパタイトをつくりやすくする手法である．これは，チタニアの水和ゲルが，シリカの水和ゲルと同様に体液環境での骨類似アパタイト層を形成しやすい特性を利用した技術である．

5.6　生体中の反応を模倣した材料設計

5.6.1　生体を模倣した水溶液の利用

生物は，骨や歯のような無機成分を含む高度な生体組織を，常温常圧下で見事に合成している．この合成プロセスは体液中における有機分子のテンプレートへの無機固体の析出反応とみなせる．そこで，生体内で起こる反応を手本として，それらを模倣したプロセスで生体に類似した新素材が合成できると考え

られる。その一つとして擬似体液(SBF)を利用して高分子の基板上にハイドロキシアパタイトを形成させるバイオミメティック（生体模倣）な合成法がある。

体液やSBFはハイドロキシアパタイトが過飽和な溶液である。生体活性セラミックスをSBFに浸漬すると，その表面に自発的にハイドロキシアパタイトが形成される。そこで，ハイドロキシアパタイトの核形成を誘起する官能基を導入した高分子の板をSBFに浸漬すると，その表面に骨に類似したハイドロキシアパタイトが析出し，ハイドロキシアパタイトと高分子の複合材料が得られる。この方法で作製した複合材料は，骨類似アパタイトで表面が覆われているので，体内に埋入されたとき，生体親和性を十分に発揮できると期待される。

5.6.2 擬似体液の調製法

体液に類似した環境を提供する水溶液として，小久保らによって提案された擬似体液（SBF）がある。SBFは，細胞やタンパクを含まずに，無機イオン濃度をヒトの細胞外液のそれにほぼ等しくした水溶液である（図5.8中の右側の表を参照）。SBFの液温は通常36.5℃で，pHはトリス緩衝剤によって7.25〜7.4に調整されている。SBFの代表的な調製法はつぎのとおりである。

まず，清浄な1 000 cm^3（1L）容器に蒸留水700 cm^{3}を入れ，液温36.5℃に保持する。蒸留水をマグネティックスターラーで撹拌しながら，**表5.6**に示す試薬を順序に従って，それぞれ完全に溶解させながら1〜9までを加える。吸湿性の高い試薬3〜8の秤量ならびに投入は，短時間ですませるように注意する。試薬9についてはアパタイト沈殿の生成を防ぐため，液のpHが急激に上昇しないよう徐々に加える。つぎに，水溶液のpHを測定しながら，順序10の1 kmol・m^{-3} HCl$_{aq}$を約5 cm^{3}滴下し，所定のpHに調整する。pH調整後にメスフラスコに移して，蒸留水を加えて1 000 cm^{3}にする。SBFを保管する場合にはプラスチック容器に移し替え，5〜10℃で冷蔵する。SBFは人工的につくる水溶液であり，そのイオン濃度を変えることもできる。例えば，アパタイト形成能の高くない試料に対してアパタイト析出を促進するために，SBFのイオン濃度をすべて1.5倍にした水溶液（1.5 SBF）も作製可能であ

表 5.6 擬似体液 (SBF) を 1L 調製するために用いる化学試薬

Order	Reagent	Amount
1	NaCl	7.996 g
2	$NaHCO_3$	0.350 g
3	KCl	0.224 g
4	$K_2HPO_4 \cdot 3H_2O$	0.228 g
5	$MgCl_2 \cdot 6H_2O$	0.305 g
6	$1\ kmol\cdot m^{-3}\ HCl_{aq}$	40 cm^3
7	$CaCl_2$	0.278 g
8	Na_2SO_4	0.071 g
9	$NH_2C(CH_2OH)_3$	6.057 g
10	$1\ kmol\cdot m^{-3}\ HCl_{aq}$	約 5 cm^3

る。その場合には，表 5.6 に示した試薬量をすべて 1.5 倍にすればよい。

5.6.3 SBF を用いた有機高分子表面への骨類似アパタイトの形成

ヒトの細胞外液はハイドロキシアパタイトに対しては過飽和であり，当然，その組成を模倣した SBF も溶解度の視点からは過飽和な準安定溶液である。この状態では，SBF が自発的にハイドロキシアパタイトを形成することはないものの，いったんハイドロキシアパタイトの核が形成されると，結晶が成長する状態にある。しかも体液に類似した環境のため，骨類似アパタイトが生成する。骨類似アパタイトは生体骨に対して生物学的親和性が高く，骨伝導性の発現に重要な因子である。そこで，適当な有機基板に対して SBF を用いた処理を適応すれば，骨類似アパタイトを複合化した生体活性な有機-無機複合材料が合成できることになる。

5.5.2 項の SBF 中における骨類似アパタイト層の形成を調べた結果で述べたとおり，CaO-SiO_2 の二成分系ガラスは短期間にその表面で骨類似アパタイト層を形成する。このガラスは SBF 中において材料表面が反応し，Ca^{2+} を溶出すると同時に Si-OH 基に富むシリカゲル層を形成する。溶出した Ca^{2+} は溶液のハイドロキシアパタイトに対する過飽和の程度を上昇させる。一方で，Si-OH 基がハイドロキシアパタイトの不均一核形成を誘起する。形成したハ

イドロキシアパタイトの結晶は，周囲の液から Ca^{2+} と PO_4^{3-} を取り込んで自発的に成長し骨類似アパタイトの膜に成長する。骨類似アパタイトの形成に必要な PO_4^{3-} は SBF から供給されるので，材料がリン成分を含む必要はない。このメカニズムに基づけば，表面に不均一核形成を誘起する官能基が存在する有機高分子を SBF 中に置き，周囲の液の Ca^{2+} 濃度を上昇させる成分を供給すれば，有機高分子-骨類似アパタイトの基本構造が構築できると考えられる。

SBF 中で骨類似アパタイトの不均一核形成を誘起する官能基としては，Si-OH 基のほかにもいくつかの候補が報告されている。棚橋らは，骨類似アパタイトの不均一核形成を誘起しやすい官能基を明らかにするために，種々の官能基を表面に有する自己組織化単分子膜を用いて，SBF 中での骨類似アパタイトの析出を調べた。その結果，リン酸（PO_4H_2）基およびカルボキシル（COOH）基がアパタイトの不均一核形成を誘起する能力は，カルバモイル（$CONH_2$）基，水酸（OH）基，アミノ（NH_2）基，メチル（CH_3）基のそれよりも高いことが実験的に検証されている。このことから，SBF 中で負に帯電した官能基が骨類似アパタイトの形成に対して比較的高い能力を示すことがわかる。これらの官能基に，まず Ca^{2+} イオンが配位することが，不均一核形成を誘起するための初期過程になると予測される。

これらの知見に基づいて，宮崎らは，カルボキシル基を導入した芳香族ポリアミドを基板にし，1.5 SBF を利用したバイオミメティック環境で，合成有機高分子の表面に骨類似アパタイトを形成する方法を提案した。その合成法では，芳香族ポリアミド（$C(x)$）にカルボキシル基を含むユニットを $x=0$，20，50％の割合で導入し，種々の量の $CaCl_2$ を添加したフィルムを調製し，これを 1.5 SBF に浸漬した。その結果，40 質量％以上の塩化カルシウムを添加したポリアミドフィルムであれば，7 日以内にフィルム表面が骨類似アパタイト層で完全に被覆されると報告した。さらに，このポリアミドフィルム表面へのアパタイト形成量は，カルボキシル基の導入量に伴って増加し，しかも，フィルムに対する骨類似アパタイト膜の接着強さもカルボキシル基の量に伴って大きくなった。このことは，基板に導入されるカルボキシル基が，骨類似ア

パタイトの形成を促進する因子として働くと同時に，接着強さを支配する因子にもなることを示している。それらの設計を行ったなかでも，$x=50$のポリアミドフィルムに，40質量%の$CaCl_2$を添加したフィルムを1.5 SBFに7日間浸漬した場合に，均一な骨類似アパタイト膜がフィルム表面に強固に結合して形成された。その断面を走査電子顕微鏡（SEM）で観察した結果を図5.14に示した。厚さ約5 μmのフィルムの両面が約1 μmの骨類似アパタイト層で被覆されている様子がわかる。

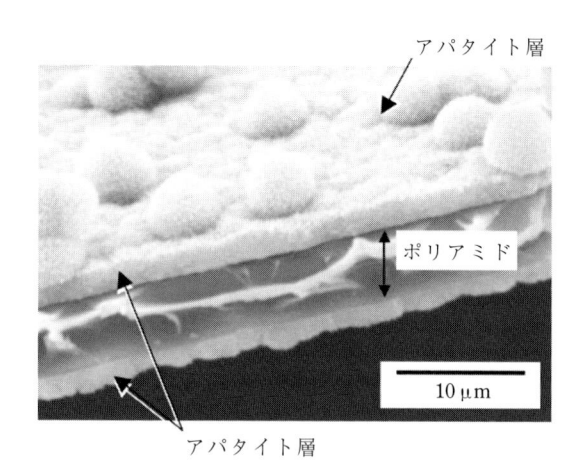

図5.14 バイオミメティック環境でポリアミド表面に形成した骨類似アパタイト（アパタイトと略）層

5.6.4 天然有機高分子表面を利用したバイオミメティック環境での骨類似アパタイト層の形成

天然有機高分子に含有されるカルボキシル基を利用して，表面に骨類似アパタイトを析出させるプロセスも報告されている。竹内らは，カルボキシル基を含有する天然有機高分子として生糸織物（ここではR-silkと略す）の表面に存在するセリシンに着目した。

R-silkの表面を構成するセリシンは，酸性アミノ酸であるアスパラギン酸およびグルタミン酸を合わせると約20 mol%含有している。絹糸織物（ここで

は N-silk と略す）は，このセリシンを精練により取り除いて，フィブロインのみの繊維を利用している．フィブロインの組成では，酸性アミノ酸の総計は約 3 mol%であり，その含有量はセリシンよりも低い．言い換えれば，R-silk はカルボキシル基の多いタンパクからなる表面をもち，N-silk はカルボキシル基の少ないタンパクからなる表面をもつといえる．この違いを図 5.15 に模式図で示した．

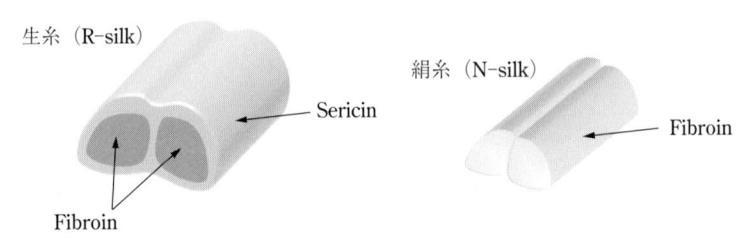

生糸（R-silk）　　絹糸（N-silk）
Sericin　　Fibroin
Fibroin

図 5.15 生糸(R-silk) と絹糸(N-silk) の構造の模式図

R-silk の織物と N-silk の織物をそれぞれ同じ条件で 1.5 SBF に浸漬した場合，R-silk 表面には 7 日後に骨類似アパタイトと推定される粒子の析出が観察されたのに対して，N-silk 表面には観察されない（図 5.16）．R-silk をあらかじめ $1\,\mathrm{mol \cdot dm^{-3}}$ 以上の濃度の $CaCl_2$ 水溶液で処理し 1.5 SBF に浸漬すると，7 日後には R-silk 表面が骨類似アパタイト層で完全に被覆される（図 5.17）．

これは，織物中に残存したカルシウムイオンが溶出し，これにより周囲の液のハイドロキシアパタイトに対する過飽和度が上昇し，骨類似アパタイト形成が促進されたためと考えられる．一方，同じ処理を N-silk に適用しても，骨類似アパタイトの形成はまったく観察されないことからも，セリシンが骨類似アパタイトの不均一核形成を促す能力をもつことが裏付けられる．事実，R-silk から抽出したセリシンの水溶液を用いて，フィルム状セリシンの試料を作製しても，1.5 SBF 中で表面に骨類似アパタイトの析出が観察される．

カルボキシル基を含有する天然有機高分子を利用した骨類似アパタイトの析出については，このほかにもいくつかの報告がある．川下らは，カルボキシル

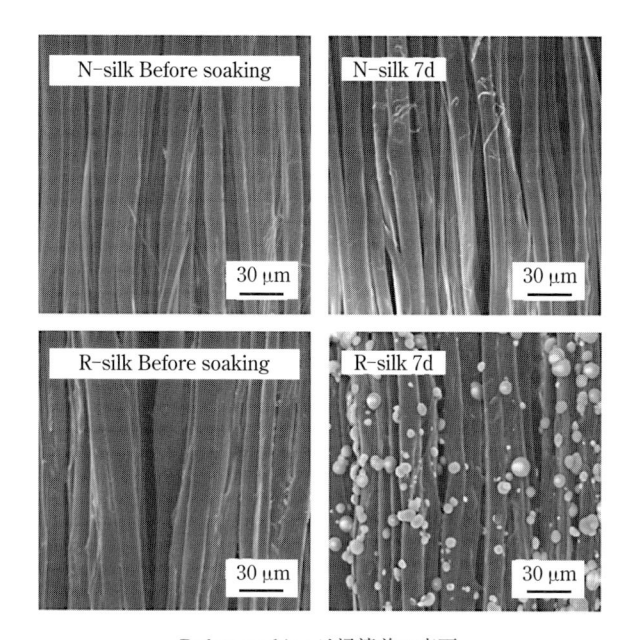

5.6 生体中の反応を模倣した材料設計　139

Before soaking は浸漬前の表面

図 5.16 絹糸（N-silk）と生糸（R-silk）を 1.5 SBF に7日間浸漬したあとの表面構造（SEM 写真）

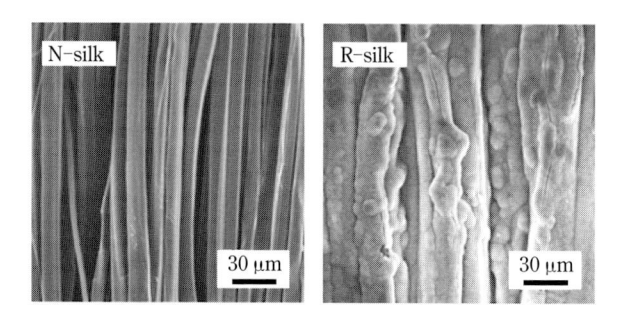

同じ処理でも R-silk だけが骨類似アパタイトの析出物で覆われる

図 5.17 絹糸（N-silk）と生糸（R-silk）を $1\,\mathrm{mol\cdot dm^{-3}}$ の $CaCl_2$ 水溶液で処理したあとに，1.5 SBF に7日間浸漬した試料の表面構造（SEM 写真）

メチルキチンやジェランガムからなるゲルについて，小久保らは，カルボキシルメチルキチン不織布やアルギン酸カルシウム繊維について，これらを水酸化カルシウムの飽和水溶液で処理したあとに SBF に浸漬することで，その表面に骨類似アパタイトが形成すると報告している．杉野らは，ポリグルタミン酸を出発原料にして化学架橋により多孔質ゲル合成し，これを $1\ \mathrm{mol\cdot dm^{-3}}$ の $\mathrm{CaCl_2}$ 水溶液で処理したあとに SBF に浸漬するプロセスを用いて，ゲルの気孔内部にまで骨類似アパタイトを複合化した材料を得ている．

5.6.5 アパタイトの不均一核を誘起する官能基の配列

カルボキシル基は，生体内においても骨のハイドロキシアパタイトとの結合に関与している．オステオカルシンは，γ-カルボキシグルタミン酸（Gla）を含有しており，α ヘリックス構造の形成により Gla 残基が配列した表面が得られ，それにより，ハイドロキシアパタイトと結合するというモデルが提案されている．骨や歯に存在する dentin matrix protein 1（DMP1）もハイドロキシアパタイトの形成に関与しているとの報告もある．この場合，DMP1 のなかに形成される β シートのドメインにハイドロキシアパタイトの結晶格子に一致する酸性アミノ酸の配列が存在し，それがハイドロキシアパタイト析出の際に理想的なテンプレートとなり不均一に核が形成される際の活性化エネルギーを低下させると考えられている．この分子配列は生成したハイドロキシアパタイトの配向にも寄与していると推察されている．いずれの報告も，バイオミネラリゼーションでは，ハイドロキシアパタイトの不均一核形成を誘起するために，基板となる有機高分子が単にカルボキシル基を含有するだけでなく，その配置も重要な因子として取り扱わなければならないことを意味している．

前述の 1.5 SBF 中におけるセリシン基板表面での骨類似アパタイトの不均一核形成においても，類似の傾向が観察されている．竹内らは，セリシンを生糸より抽出し，フィルムをつくる際の条件を変えると 1.5 SBF 中における骨類似アパタイト形成に違いが現れることを見いだした．具体的には，セリシンを生糸から抽出する際，温度を 105℃ または 120℃ に変えて行い，それぞれの溶

5.6 生体中の反応を模倣した材料設計

液を抽出後すぐに用いて作製したセリシンフィルム（105-0d，120-0d）と，4℃で2週間保持したあとに作製したセリシンフィルム（105-2w，120-2w）の4種類のフィルムを用意して，1.5 SBF中におけるアパタイト形成能を評価した。

タンパクであるセリシンは，その抽出条件の違いで異なる分子量の溶液が得られ，抽出後保持すると二次構造に変化が現れる。抽出したセリシン溶液をゲルろ過クロマトグラフィーで分析すると，105℃で抽出したセリシンの分子量は，120℃で抽出したものより大きいことが確かめられた。一方，セリシンの二次構造を円偏光二色性分光分析およびフーリエ変換赤外分光分析により調べると，抽出直後のセリシンは，105℃，120℃のどちらの温度で抽出された場合でも，おもにランダムコイル構造をとり，抽出後に4℃で2週間保持するとβシート構造の含有量が増加していた。さらに，βシート構造の含有量については105℃で抽出し，これを4℃で2週間保持したセリシン（105-2w）が4種の試料のなかで最も大きくなっていた。

これら4種のセリシンフィルムを1.5 SBFに浸漬したところ，105-2wのセリシンフィルムのみに骨類似アパタイトの析出が観察された。すなわち，βシート構造の含有量が最も高いフィルムの表面でのみ骨類似アパタイトの析出が観察されるのである（図 **5.18**）。

この結果から，βシート構造をとることでセリシン中のカルボキシル基が配列し，その構造で骨類似アパタイトの不均一核形成を誘起したと推定できる。そのメカニズムを模式的に図 **5.19** に示した。

ここで，セリシンでは水酸基をもつセリンなど他のアミノ酸も含まれており，これもアパタイトの不均一核形成に関与する可能性がある。そこで，カルボキシル基のみの効果を調べるために，カルボキシル基を多く含み，βシート構造をとるポリペプチドとして poly ((FE)$_3$FG)（F：フェニルアラニン，E：グルタミン酸，G：グリシンを表す）を合成し，このフィルムを作製した。同じ配列を基準にして，カルボキシル基を含まないポリペプチドとして poly ((FQ)$_3$FG)（Q：グルタミンを表す）のフィルムも作製し，これらを1.5 SBFに浸漬すると，浸漬2日後に poly ((FE)$_3$FG) フィルムの表面には，骨類似ア

142   5. 医用セラミックス

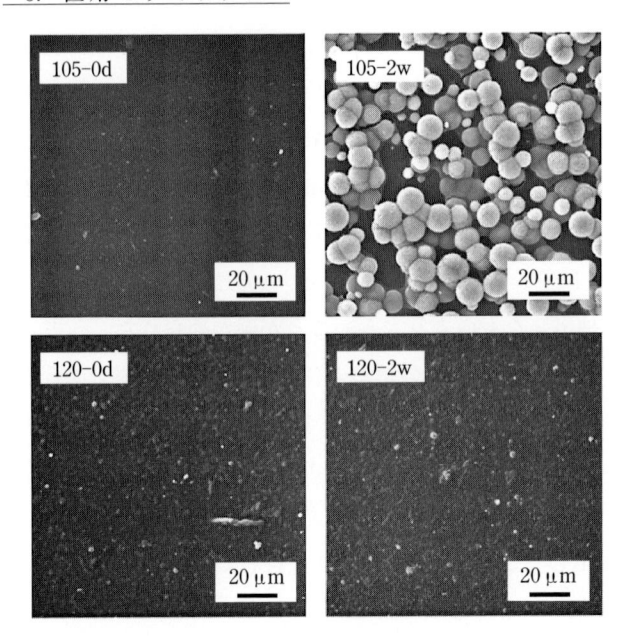

105℃で抽出したあとに，4℃で7日間保存したセリシン溶液から合成したフィルムだけで析出物が観察された

図5.18　抽出条件で抽出，保存したセリシン溶液から合成したフィルムを1.5SBFに14日間浸漬した表面のSEM像

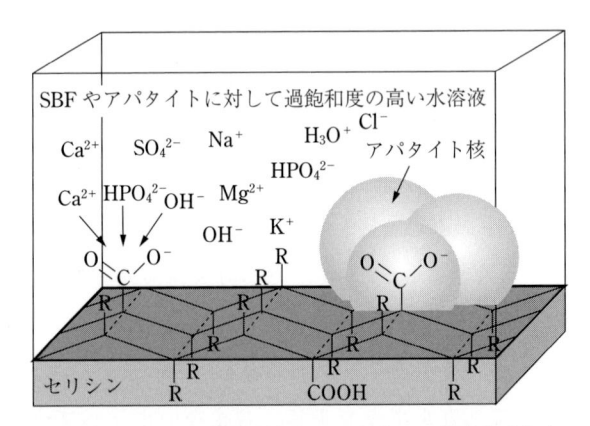

図5.19　βシート構造をもちカルボキシル基を含有した高分子表面でのアパタイト形成の模式図

パタイトの形成が認められた。これに対して poly((FQ)$_3$FG) フィルムの表面には，7日間浸漬後においても骨類似アパタイトの生成は認められなかった（図 5.20）。

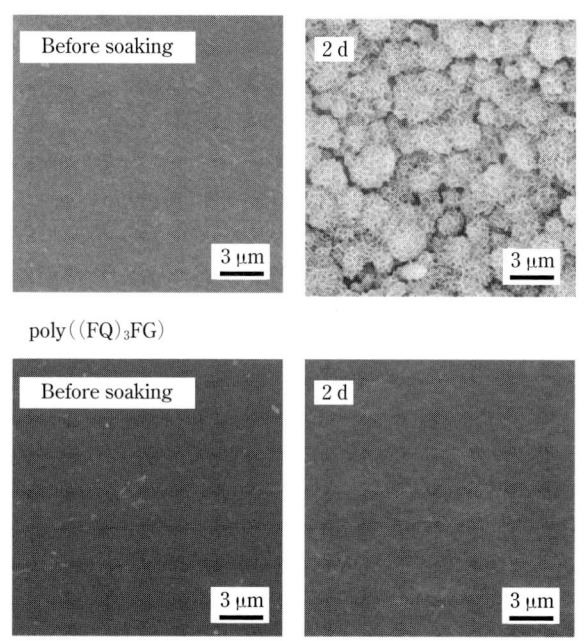

poly((FE)$_3$FG)

| Before soaking | 2 d |

poly((FQ)$_3$FG)

| Before soaking | 2 d |

Before soaking は浸漬前の表面。poly((FE)$_3$FG)でアパタイトの形成が観察された

図 5.20 poly((FE)$_3$FG)と poly((FQ)$_3$FG)のフィルムを 1.5 SBF に 2 日間浸漬したあとの表面構造（SEM 写真）

すなわち，poly((FE)$_3$FG) フィルムは骨類似アパタイトの不均一核形成を誘起しやすい構造をとることが結論できる。poly((FE)$_3$FG) フィルムの骨類似アパタイトの形成の様子を，上述の 105-2w セリシンフィルム表面のそれと比較すると，不均一核形成能がより高いことが示唆される。したがって，バイオミメティック環境を利用した高分子テンプレートへの骨類似アパタイトの生成においては，不均一核形成を誘起する官能基を導入し，さらにその配列も

制御することで，より効果的な複合化が達成できるといえる。

以上のように，バイオミネラリゼーションの基本コンセプトに基づいて，バイオミメティック環境で有機高分子表面に骨類似アパタイトを析出させるためには，周囲の液のCa^{2+}濃度を上昇させる成分の導入に加えて，ハイドロキシアパタイトの不均一核形成を効果的に誘起する有機高分子基板の選択が重要となる。

合成ポリペプチドを用いた二次構造の制御により，骨類似アパタイトの形成能の高い材料の設計が可能となる。さらにペプチドの骨格を分子レベルから構築すれば，三重らせん構造と骨類似アパタイト形成を示す機能性ペプチド分子の設計へと発想が広がる。バイオミメティックな合成プロセスでは，水溶液に種々のイオンや分子を加えることで，自然では得られないハイドロキシアパタイトの合成も可能になる。これらの概念を拡張し発展させれば，より多様で高機能な有機高分子-アパタイトハイブリッド材料が創製でき，生体材料への応用も期待できる。

5.7 生体機能を修復するセラミックスの新しい設計

5.7.1 生体の機能を促進するセラミックス

セラミックスの人工骨の新しい設計として，人工骨自体に骨形成促進や骨吸収緩和の薬理機能を付加する試みが行われている。例えば，生体の微量必須元素である亜鉛は，骨芽細胞による骨形成を活性化する一方，破骨細胞による骨吸収を抑制する機能を有している。亜鉛含有TCPをリン酸カルシウムペーストに添加すると，骨芽細胞様細胞の増殖率が高くなる。そこで，亜鉛含有TCPを用いて，骨形成促進効果を備えた骨補てん材料の研究開発が行われている。Bioglass®や結晶化ガラスA-Wから溶出するケイ素も少量であれば，骨形成に有効な微量元素として働く。亜鉛やケイ素のような微量元素を利用して，薬理機能をもつ新しい生体材料が開発されるものと期待される。

ハイドロキシアパタイトの電気的特性を利用することで，生体組織や体液の

生理学的活性を制御する技術も開発されつつある。ハイドロキシアパタイト焼結体を加熱下で直流電界中に置くと，分極したハイドロキシアパタイトが得られる。分極ハイドロキシアパタイトをSBFに浸漬すると，負電荷が誘起されたハイドロキシアパタイト表面では骨類似アパタイトの生成が促進される。動物実験によれば，負電荷を誘起されたハイドロキシアパタイトの表面近傍は，正電荷に誘起された面に比べて骨芽細胞様の細胞が旺盛に活動し，新生骨と材料の接合が認められる。この知見は，ハイドロキシアパタイトのようなセラミックスの電気的特性も，生理学的活性の制御に大きく寄与できることを示唆している。

5.7.2 治療を支援するセラミックス(がん治療用セラミックス)

セラミックスは，がん治療にも用いられている。現在，がんの治療法は，外科療法，化学療法，放射線療法に大別される。外科的に器官を切除してしまうとその形状は維持されず，その機能の回復も望めない。それに対して，がん細胞を放射線で死滅させる放射線療法は，がん細胞だけを死滅させて器官の形状や機能を温存できるので注目されている。しかし，同時に正常細胞にも放射線を照射してしまうので正常細胞もダメージを受ける。そこで，いかにして放射線を局所的にがん細胞だけに照射するか，その工夫が必要となる。

現在，放射線治療は急速に進歩してきている。外部から放射線を照射する際には，CTのような画像診断をもとに治療部位に効果的に放射線が照射され，周囲の正常組織にあまり照射されないように，放射線照射の方向を検討するなど工夫がなされている。さらに，治療部位に直接放射線源を挿入して局所的に放射線照射する方法も用いられている。

Dayらは，肝臓がんに局所的に直接放射線照射して治療するために，直径15〜35 μmのY_2O_3-Al_2O_3-SiO_2系ガラス微小球を開発した。このガラス球に中性子線を照射すると，ガラス中の非放射性の^{89}Yが，半減期64.1時間のβ線放射体の^{90}Yに変化する。この中性子線照射において，Y以外の元素が中性子線照射により放射化されないようにガラスの組成が選択してある。放射化さ

れたガラス球を，カテーテルを用いて動脈を通して肝臓に送り込むと，ガラス球は肝臓がん内の細動脈を詰め，がんへの栄養補給を絶つと同時に，周囲のがん細胞にβ線を直接照射して死滅させる（**図5.21**）。

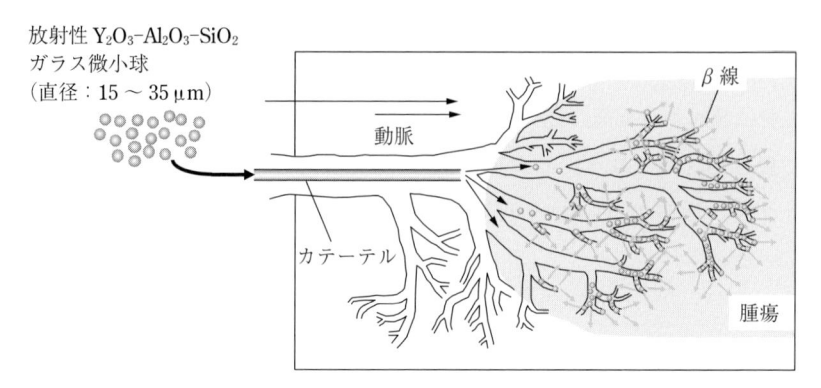

図5.21 放射性Y_2O_3-Al_2O_3-SiO_2ガラス微小球を用いたがん治療

正常な肝臓は活動に必要な血液の約20％を動脈から受け，約80％を門脈から受ける。これに対して肝臓がんは，ほとんどの血液を動脈から受ける。このため動脈から送り込まれたガラス微小球は，おもに腫瘍部に入ることになり，結果的にがん細胞は，正常細胞の2～6倍の放射線を照射されることになると考えられている。さらに，粒径が制御してあることで，正確に注入すれば肝臓の毛細血管以外の部位に，微小球が流れ出る恐れがほとんどない。

β線は5 mm程度の短い距離しか到達しないので，周囲の正常組織まで放射線照射する恐れがない。また，このガラスにおいては化学的耐久性が高くなるように組成を選択しているので，放射性の^{90}Yが溶出して他の部位に障害を引き起こす恐れがない。したがって，体内に残存してもそれほど問題はないと考えられる。このガラス微小球はカナダおよび米国などで実用化されている。

6 リン酸カルシウム系セラミックバイオマテリアルの創製法

6.1 アパタイト合成法

　アパタイトの合成法としては多くの方法があり，使用する試薬もさまざまであるが，水溶液中での湿式法（wet method）と高温で行う乾式法（dry method）に大別することができる。生体アパタイトは37℃の体液中で合成することから湿式法に相当する。湿式合成では，溶液環境の安定性から緩衝液が利用される。

　湿式合成には，例えば図 6.1 のような合成装置が用いられ，より均質なアパタイトを得るためには pH や合成温度を厳密にコントロールする必要がある。一般にアルカリ性水溶液で Ca，P を混合すればアパタイトが沈殿する。一例を示すと，$0.1\,mol/L\,Ca(CH_3COO)_2\cdot H_2O$，0.5 L と $0.06\,mol/L\,NH_4H_2PO_4$，0.5 L をマイクロチューブポンプで $1.3\,M\,CH_3COONH_4$，1.0 L の入った撹拌槽へ供給し，温度はマントルヒーターと温度コントローラーで一定に保つ。

　pH は pH コントローラーと濃アンモニア水で，pH7.4±0.2 に維持する。アパタイトの生成反応は加水分解による OH イオンが使用されるため，余剰の H^+ イオンにより pH が酸性側に傾きやすく，中性～アルカリ性に維持しておく必要がある。

　中性～弱酸性では OCP ができやすく，弱酸性で，かつ Mg^{2+} イオンが存在すると β-TCP が生成することがある。また，pH4 以下になると DCPD が生じる。種々の微量元素を含むアパタイトを合成する場合には，Ca 側または P 側

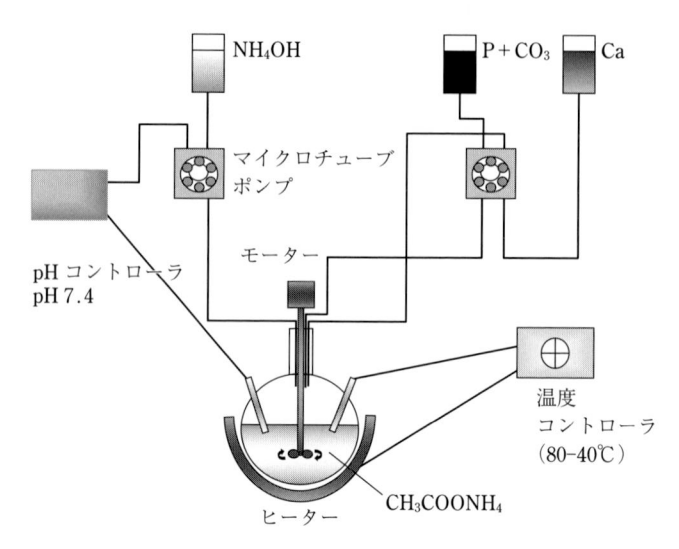

図 6.1 アパタイト合成装置模式図

に沈殿を生じないような試薬を適当に混合すればよい。例えば，P 側に $(NH_4)_2CO_3$ を混合して合成すると，濃度に応じて一定の CO_3^{2-} イオンがハイドロキシアパタイトの PO_4^{3-} イオンの位置に置換した炭酸アパタイト（B タイプと呼ぶことがある）が生成し，一般に結晶性（**図 6.2**）や a 軸の格子定数が CO_3^{2-} 含有量に応じて減少する。ちなみに，乾式合成により得られた炭酸アパタイトでは，主として OH^- の位置に CO_3^{2-} が置換し（A タイプと呼ぶことがある），a 軸の格子定数が増加する。

　乾式合成では固相反応を利用する。例えば，ブルッシャイト DCPD ($CaHPO_4 \cdot 2H_2O$) と炭酸カルシウム $CaCO_3$ を混合し 900℃ 以上に加熱すると，つぎのような反応でアパタイトが生成する。

$$6\,CaHPO_4 \cdot 2\,H_2O + 4\,CaCO_3 \rightarrow Ca_{10}(PO_4)_6(OH)_2 + 4\,CO_2 + 14\,H_2O$$

　そのほかにも，オートクレーブを用い比較的高温高圧（例えば 300℃，85 kgf/cm^2）で湿式合成すると，0.3 mm 程度の大きなハイドロキシアパタイトが得られると報告されている。

6.1 アパタイト合成法

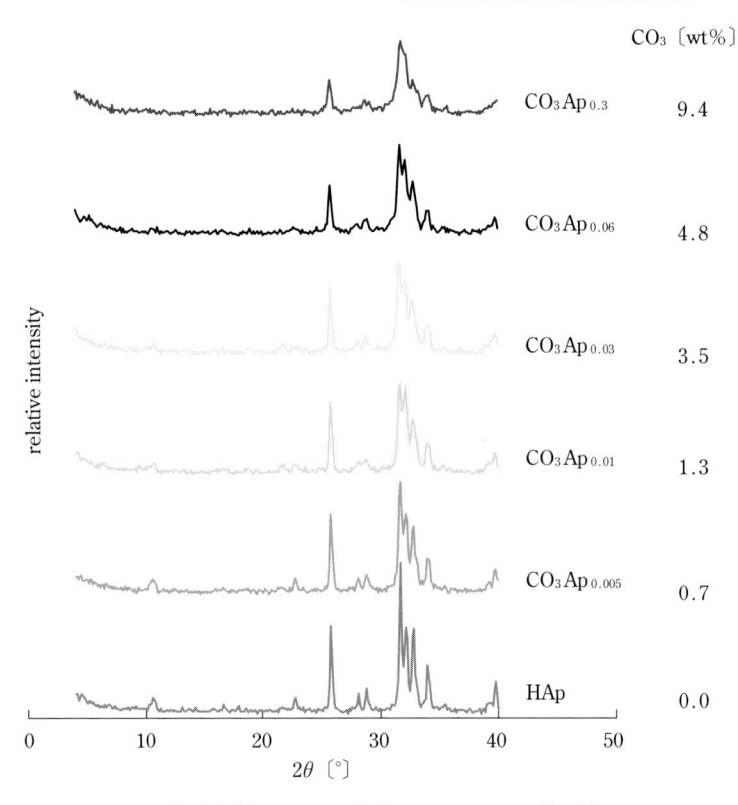

図 6.2 炭酸含有量の異なる炭酸アパタイトのX線回折パターン

（縦軸：relative intensity，横軸：2θ [°]）

試料	CO_3 [wt%]
$CO_3Ap_{0.3}$	9.4
$CO_3Ap_{0.06}$	4.8
$CO_3Ap_{0.03}$	3.5
$CO_3Ap_{0.01}$	1.3
$CO_3Ap_{0.005}$	0.7
HAp	0.0

　湿式法あるいは乾式法で合成したアパタイト結晶粉末に焼結助剤を混ぜ，プレス成形して焼成するか熱間等方加圧式焼結（HIP）装置を用いて焼成すると，ペレットやブロック状のアパタイト焼結体を創製することができる。また，顆粒状のアパタイトを作製する場合には，ブロック状アパタイトを粉砕し，篩にかければよい。また，ユニークなアパタイト創製としては，透明アパタイト焼結体がある。湿式法で合成されたハイドロキシアパタイト粉末を仮焼し，粉砕後ペレットを作成，その後HIPを用いて，例えば1 050℃，50～200 MPa程度で焼成することにより透明性のあるアパタイトが得られる。このほかにも，水熱合成ハイドロキシアパタイトのナノ微結晶を放電プラズマ焼結（spark plasma sintering：SPS）することによって透明体が得られている。

6.2 金属表面へのリン酸カルシウムコーティング法

　金属材料表面へのセラミックのコーティングは，装飾目的で琺瑯や七宝（貴金属板や銅板の表面をガラスで被覆）として，また，工業的には化学的耐食性を向上させる目的のグラスライニング（鋳鉄や鋼鈑表面をガラスで被覆）として行われてきた．多くの場合，骨や歯根のように荷重のかかる部位の修復には，金属材料が用いられている．しかし，金属材料は一般に生体内での耐食性が低く，また，生体組織との適合性も低い．このような金属材料の生体材料としての欠点を補うために，金属材料表面にハイドロキシアパタイトのコーティングが行われている．

　ハイドロキシアパタイトは単独ではもろいため，熱衝撃のかかる環境下での使用は困難であり，また，荷重を支える部材としては使えない．そこで，応力下で用いる生体材料として，生体親和性の高いハイドロキシアパタイトをコーティングした金属材料が開発されるようになった．そうすることによって，ハイドロキシアパタイトの優れた生体組織親和性と金属の高い強度・靱性を併せもつ生体材料とすることが可能となる．

　ハイドロキシアパタイトをコーティングした金属材料は，生体組織と容易に結合し，生体内で早期に固定される．したがって，固定のためにセメントを用いる必要がなく，骨セメントを使用する場合に比べて，長期間にわたって安定性が保たれる．人工股関節のステム用や人工歯根用として，金属材料の表面にハイドロキシアパタイトをコーティングした材料が開発されている．**図6.3**にアパタイトをコーティングした人工歯根の写真を示す．骨に埋入される部分にハイドロキシアパタイトがコーティングされ，生体内での固定性が高められている．

　金属系生体材料のコーティング層には，つぎの要件が求められる．

① 生体組織に対する親和性

② 強度と靱性

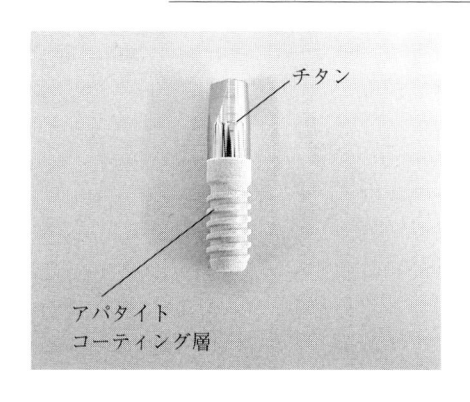

図 6.3 アパタイトをコーティングした人工歯根

③ 溶出成分が生体に無害
④ 金属材料表面との強固な結合

コーティング法には，プラズマ溶射法，フレーム溶射法，電気泳動堆積法，熱間等方圧加圧成形（HIP）法，スパッタ法，ブラストコーティング法などがあり，また，コーティング後の処理技術として水熱法が用いられている。なかでも，ハイドロキシアパタイトのコーティングには，プラズマ溶射法が実用化されている。

〔1〕 **プラズマ溶射法**　模式図を図 6.4 に示す。プラズマとは，自由に運動をする正，負の荷電粒子が共存して電気的中性になっている物質の状態のことである。溶射とは，溶融させた物質を吹き飛ばして基板表面に付着・積層させて被膜を形成させる技術のことである。数千℃以上の高温のプラズマ中にハイドロキシアパタイト粉末を通過させ，その粒子表面を融解させて基板に吹

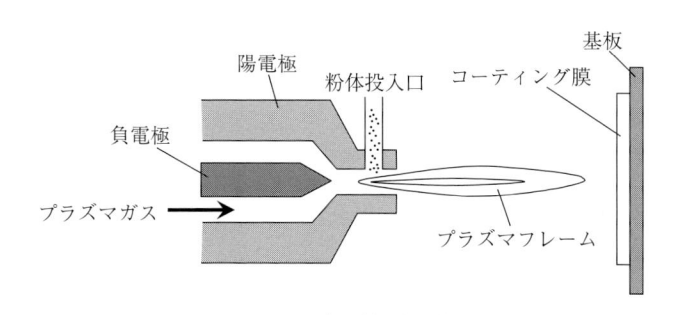

図 6.4 プラズマ溶射法の模式図

きつける。プラズマガスの種類・温度・基板との距離などを変えることにより，膜厚・結晶相・膜組成などを制御できる。

　ハイドロキシアパタイト粉末を原料に用いると，多くの場合，コーティング層にはハイドロキシアパタイトに加えてかなりの量のアモルファスのリン酸カルシウムが含まれている。これは，高温で融解されたハイドロキシアパタイト粒子が金属基板表面で急速に冷却されるために，構成元素が規則正しい配列をつくることができず，結晶にならないからである。そこで，コーティング後に水熱処理や加熱処理することによって，コーティング層の結晶性を高めるとともに，コーティング層と金属基板の強度を高めることが行われている。

　〔2〕　**フレーム溶射法**　　燃焼ガス中にハイドロキシアパタイト粉末を通過させて，ハイドロキシアパタイト粉末の表面を融解させ，これを基板に吹きつける。プラズマ溶射法よりも低温でコーティングできるため，コーティングした時点ですでに，コーティング層中のハイドロキシアパタイトの結晶性が高くなっている。

　〔3〕　**電気泳動堆積法**　　ハイドロキシアパタイト粉末を適当な溶媒に分散させてスラリー（泥漿）とし，これに電場を加えると粉末は電極とした金属材料製基板上に堆積する。この手法は多孔性の金属表面にハイドロキシアパタイトを堆積させるのに適している。しかし，電場で堆積させただけでは基板とハイドロキシアパタイトの結合強度が小さい。このため，堆積させたあとに加熱処理して，ハイドロキシアパタイトを基板に強固に結合させる必要がある。

　〔4〕　**熱間等方圧加圧成形（HIP）法**　　ハイドロキシアパタイト粉末を金属基板上に載せておき，これを約900℃までの温度で加熱しながら等方圧で加圧する。一般にHIPでは不活性な気体を用いて試料を加圧する。したがって，試料全体を有効に加圧するために試料をカプセルに封入しておく必要がある。

　〔5〕　**スパッタ法**　　イオンビームをハイドロキシアパタイトのターゲットに照射し，これにより飛び出したハイドロキシアパタイトの断片を金属材料製基板にコーティングする。この方法では，アモルファスのリン酸カルシウム層が形成されるので，ハイドロキシアパタイトにするために500℃程度の加熱処理

を必要とする。薄いハイドロキシアパタイト層をコーティングできるのが特徴である。

〔6〕 **ブラストコーティング法**　アパタイト粉末をノズルで高速にチタン基板に吹き付けることによって，アパタイト皮膜をチタン基板上に形成することができる。この方法によれば，常温でアパタイトをコーティングすることが可能であるため有用性が高く，今後の展開が期待されている。

上述のいずれの方法においても，膜厚・膜の結晶化・膜と金属材料製基板との結合強度をいかに制御するかが課題である。

6.3　リン酸カルシウムセメント

リン酸カルシウムセメント（calcium phosphate cement：CPC）は，その名称が示すように粉末部がリン酸カルシウムから構成されており，アパタイトセメント（apatite cement）とリン酸水素カルシウムセメント（brushite cement）に大別される。前者は硬化体がアパタイトになるものであり，後者は硬化体がリン酸水素カルシウムになるものである。後者は主構成成分がβリン酸三カルシウム（β-tricalcium phosphate：β-TCP）であるため，TCP セメントと呼ばれることもある。リン酸カルシウム粉末による硬化反応は，1986 年に門間らによって見いだされた。粉末部はα型リン酸三カルシウムであり，硬化してアパタイトになるが，硬化反応が遅いという問題があった。1996 年には，Brown と Chow がう蝕の治療法として表層化脱灰へのカルシウムイオンとリン酸イオンの供給による再石灰化を研究していた際に，リン酸四カルシウムとリン酸水素カルシウムの混合物が硬化することを見いだした。このセメントは約 30 分で硬化するため，アパタイトセメントの臨床応用が急激に拡大した。

アパタイトセメントの硬化反応は，石膏の硬化反応と同様に熱力学的差異に基づく溶解析出反応である。すなわち，石膏粉末は硫酸カルシウム半水塩（$CaSO_4 \cdot 0.5H_2O$）であり，20℃における溶解度は 0.82 g/100 mL である。すなわち 100 mL の水に 0.82 g の $CaSO_4 \cdot 0.5H_2O$ に相当する量の Ca^{2+} と SO_4^{2-}

が溶解される（式 (6.1)）。硫酸カルシウムが半水塩しかなければ，この段階で溶解平衡に達するが，硫酸カルシウムには二水塩があり，20℃における $CaSO_4 \cdot 2H_2O$ の溶解度は $0.20\,g/100\,mL$ である。つまり，$CaSO_4 \cdot 2H_2O$ は $CaSO_4 \cdot 0.5H_2O$ より溶解度が小さく，熱力学的に安定である。したがって，$0.82\,g/100\,mL$ と $0.20\,g/100\,mL$ の差である $0.62g/100\,mL$ が $CaSO_4 \cdot 2H_2O$ に対して過飽和となっている。そのため，式 (6.2) のように Ca^{2+} と SO_4^{2-} は $CaSO_4 \cdot 2H_2O$ として析出する。実際には Ca^{2+} と SO_4^{2-} の濃度は一定であり，連続して溶解-析出反応が起こる。析出した $CaSO_4 \cdot 2H_2O$ が図 **6.5** のようにからみ合い硬化する。この溶解-析出反応が石膏の硬化反応であるが，類似の反応で α 型リン酸三カルシウムが硬化する。

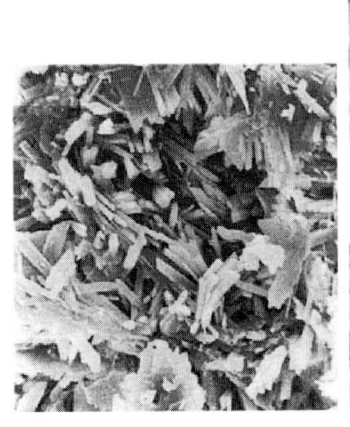

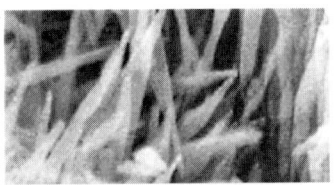

（a）石膏　　（b）アパタイトセメント　　（c）アパタイトセメント

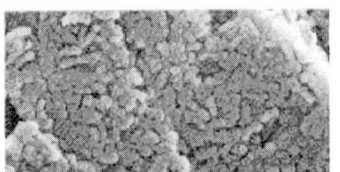

図 6.5　硬化体の走査型電子顕微鏡像

リン酸三カルシウムを組成とするアパタイトセメントも同様に硬化する。すなわち，α 型リン酸三カルシウム（$\alpha\text{-}Ca_3(PO_4)_2$）と Ca 欠損型アパタイト（$Ca_9HPO_4(PO_4)_5(OH)$）を比較すると $\alpha\text{-}Ca_3(PO_4)_2$ が熱力学的に不安定であり，溶解度が高い。$\alpha\text{-}Ca_3(PO_4)_2$ を水に浸漬すると Ca^{2+} と PO_4^{3-} が遊離される。ところが，遊離された Ca^{2+} と PO_4^{3-} は Ca 欠損型アパタイト（Ca_9HPO_4

($PO_4)_5(OH)$)に対しては過飽和となっており,そのために$Ca_9HPO_4(PO_4)_5$ (OH) 結晶が析出する。析出した$Ca_9HPO_4(PO_4)_5(OH)$ がからみ合って硬化する。

　複数のリン酸カルシウムの混合物を組成とするアパタイトセメントの硬化反応も基本的には同様の反応である。例えば,リン酸四カルシウム($Ca_4(PO_4)_2O$)とリン酸水素カルシウム無水物($CaHPO_4$)の等モル混合物であるアパタイトセメントの場合,リン酸四カルシウムおよびリン酸水素カルシウム無水物は,アパタイトと比較して溶解度が高い。したがって,リン酸四カルシウムおよびリン酸水素カルシウム無水物を水溶液で練和すると溶解し,式(6.5)および式(6.6)のようにCa^{2+}とPO_4^{3-}が遊離される。ところが,このCa^{2+}とPO_4^{3-}が遊離された水溶液はアパタイトに対しては過飽和であり,式(6.7)のようにアパタイトが析出する。析出したアパタイト結晶のからみ合いで硬化する。

$$CaSO_4 \cdot 0.5H_2O + 1.5H_2O \rightarrow Ca^{2+} + SO_4^{2-} + 2H_2O \quad (6.1)$$

$$Ca^{2+} + SO_4^{2-} + 2H_2O \rightarrow CaSO_4 \cdot 2H_2O \quad (6.2)$$

$$3Ca_3(PO_4)_2 + H_2O \rightarrow 3Ca^{2+} + 2PO_4^{3-} + H_2O \quad (6.3)$$

$$3Ca^{2+} + 2PO_4^{3-} + H_2O \rightarrow Ca_9HPO_4(PO_4)_5(OH) \quad (6.4)$$

$$Ca_4(PO_4)_2O + H_2O \rightarrow 4Ca^{2+} + 2PO_4^{3-} + 2OH^- \quad (6.5)$$

$$CaHPO_4 \rightarrow Ca^{2+} + H^+ + PO_4^{3-} \quad (6.6)$$

$$2Ca_4(PO_4)_2O + 2CaHPO_4$$
$$\rightarrow 10Ca^{2+} + 6PO_4^{3-} + 2OH^- \rightarrow Ca_{10}(PO_4)_6(OH)_2 \quad (6.7)$$

　リン酸カルシウムセメントにおいて,アパタイトセメントと対をなすリン酸水素カルシウムセメントの場合も基本的な硬化反応は熱力学的安定性の差に基づく溶解-析出反応である。アパタイトセメントが中性領域における熱力学的最安定相であるアパタイトを析出させているのに対し,リン酸水素カルシウムセメントの場合は酸性領域における熱力学的最安定相であるリン酸水素カルシウムを析出させる。例えば,β型リン酸三カルシウム(β-TCP:β-$Ca_3(PO_4)_2$)と第一リン酸カルシウム一水和物(MCPM:$Ca(H_2PO_4)_2 \cdot H_2O$)からなるリ

ン酸水素カルシウムセメントは，第一リン酸カルシウム一水和物の強い酸性のために硬化反応が酸性領域で進行する。第一リン酸カルシウム一水和物は式(6.8)のように Ca^{2+} と PO_4^{3-} を遊離する。第一リン酸カルシウム一水和物は強酸性であり，β 型リン酸三カルシウムを溶解する。β 型リン酸三カルシウムからも Ca^{2+} と PO_4^{3-} が遊離される。酸性領域におけるリン酸カルシウムの安定相はリン酸水素カルシウム二水和物であり，式(6.10)のようにリン酸水素カルシウム二水和物が析出し硬化する。

$$Ca(H_2PO_4)_2 \cdot H_2O \rightarrow Ca^{2+} + 4H^+ + 2PO_4^{3-} + H_2O \qquad (6.8)$$

$$\beta\text{-}Ca_3(PO_4)_2 \rightarrow 3Ca^{2+} + 2PO_4^{3-} \qquad (6.9)$$

$$Ca(H_2PO_4)_2 \cdot H_2O + \beta\text{-}Ca_3(PO_4)_2 + 7H_2O$$
$$\rightarrow 4Ca^{2+} + 4PO_4^{3-} + 4H^- + 8H_2O \rightarrow 4CaHPO_4 \cdot 2H_2O \qquad (6.10)$$

アパタイトセメントもリン酸水素二カルシウムセメントも溶解-析出反応で硬化するが，前者は硬化時間が長いことが問題であり，後者は硬化時間が早すぎることが問題であった。アパタイトセメントの硬化時間は二つの方法のいずれかで適切に短縮化されている。

一つめの方法は，練和液に中性リン酸塩水溶液を用いる方法である。アパタイトセメントの粉末部を練和液で練和すると，粉末部のリン酸カルシウム粉末から Ca^{2+} と PO_4^{3-} が遊離される。Ca^{2+} と PO_4^{3-} の量がアパタイト形成に必要な量である必要があるが，リン酸カルシウム粉末の粒度を調製しても一方からのリン酸カルシウム粉末からの溶解度が小さく，そのために PO_4^{3-} の供給が律速段階となることが多い。そこで，練和液に中性リン酸塩を添加しておけば，リン酸カルシウム粉末からの Ca^{2+} の遊離によって練和液はアパタイトに対して過飽和となり硬化が起こる。一度アパタイト結晶が析出すると，析出したアパタイト結晶が種結晶となり反応が進みやすい。低結晶性アパタイトを種結晶として粉末部に添加することも有効である。

もう一つの方法は，ジカルボン酸を練和液に導入し，リン酸カルシウム粉末とのキレート結合によって初期硬化を得る方法である。ジカルボン酸によってリン酸カルシウム粉末の見かけの硬化を達成し，溶解-析出反応によって本来

の硬化反応が進行する。

　アパタイトセメントにおいて硬化反応はきわめて重要であり，リン酸カルシウム粉末は結晶性炎症を惹起するため，初期硬化が不十分である場合にはセメントから遊離した粉末成分が炎症を惹起する。アパタイトセメントがある程度の機械的強さが発現するまでは，皮膚にこすられたり体液と接触したりすることによって粉末が遊離する。体液との接触による崩壊は，特にシリンジを用いてセメントペーストを骨欠損部に充てんする場合に問題となる。アパタイトセメントは，練和液で粉末部を練和すると溶解析出型の硬化反応が進む。一方で，セメントペーストが体液と接触した場合には体液がペースト内部に浸透しペーストを崩壊させる。この両者の反応が競争的に進行する。溶解析出型の硬化反応に関しては，中性リン酸塩の導入によってすでに促進しているため，ペースト内部への体液の浸透を抑制する必要がある。アルギン酸ナトリウム塩やコラーゲンなどのゲル化材を練和液に添加すると，リン酸カルシウム粉末の間にゲルが形成され，ペーストへの体液の浸透を抑制するのに有効である。

　一方，リン酸水素カルシウム二水和物セメントは硬化時間が早すぎるため，操作時間を確保するために遅延剤を添加する必要がある。硫酸カルシウムなどが遅延剤として用いられている。

コーヒーブレイク

　1986年に，門間らはリン酸カルシウムの水和反応を検討している際にα型リン酸三カルシウムが硬化することを見いだした。10年後にBrownとChowは歯質の再石灰化を検討している際にリン酸四カルシウムとリン酸水素カルシウムの等モル化合物が硬化することを見いだした。初期う蝕では表層化脱灰状況となっており，再石灰化するためには，表層を通過して脱灰部位にカルシウムイオンとリン酸イオンを供給する必要があり，カルシウムイオンとリン酸イオンの供給媒体としてリン酸四カルシウムとリン酸水素カルシウムの等モル化合物を検討していた最中に硬化反応を偶然見いだしている。

　両者の発見は独立していると思われるが，骨再建術式を大きく変革させたアパタイトセメントの基本的発明が，わが国で行われたことは特筆すべきである。

6.4 骨置換材としての炭酸アパタイト

　事故や疾患の治療などで一定量以上の大きさの骨欠損が形成された場合には，骨再建術を行う．骨再建術の第一選択は自家骨移植であり，比較的骨量に富む腸骨などから採取した自家骨を骨欠損部に移植する．しかしながら，自家骨採取に伴う健全部位への侵襲，採取可能な骨量および骨形態の制限，骨採取部位の機能不全などの重篤な問題がある．他家骨移植（他のヒトの骨）や異種骨（ウシの骨）の場合は感染の問題が不可避である．

　骨アパタイトの無機主成分は，4章に述べているように炭酸アパタイトであり，炭酸アパタイト粉末は容易に化学合成することができる．しかしながら，アパタイト粉末は結晶性炎症を惹起する典型材料であり，粉末状態で軟組織と接触させることは禁忌である．そのために，焼結によってブロック状あるいは顆粒状に形態形成する必要があるが，炭酸アパタイトは炭酸基が存在しているために熱的には不安定で，焼結すると炭酸基が脱離し，熱分解を起こしてしまう．熱分解の原因となる炭酸基を完全に除去したハイドロキシアパタイト $(Ca_{10}(PO_4)_6(OH)_2)$ 粉末を調製し，焼成したのがハイドロキシアパタイト焼成体である．ハイドロキシアパタイト焼結体は優れた組織親和性と骨伝導性（骨と結合する性質）を示すため，骨補てん材として臨床応用されている．ハイドロキシアパタイト焼結体が実用化されるまでは，生体不活性材料であるアルミナが骨補てん材として使用されていたため，骨伝導性を有するハイドロキシアパタイト焼結体の臨床応用はきわめて大きな医学的貢献であったが，自家骨とは異なり，骨に置換されることはない．そのため，生体内で永続的に埋入時の形態を保持したまま存在する．骨に置換されなくても問題がない症例もあるが，骨には力学的機能以外にも造血作用など生物学的機能もあり，自家骨とハイドロキシアパタイト焼結体の臨床的価値の違いは大きい．

　炭酸アパタイトブロックを焼成によって調製することは原理的に不可能であるが，生体環境条件で熱力学的に最も安定であるのは炭酸アパタイトである．

そこで，適切な中間体を選択すれば，溶解-析出反応で熱力学的に最安定相である炭酸アパタイトブロックを調製することが可能である。例えば，炭酸カル

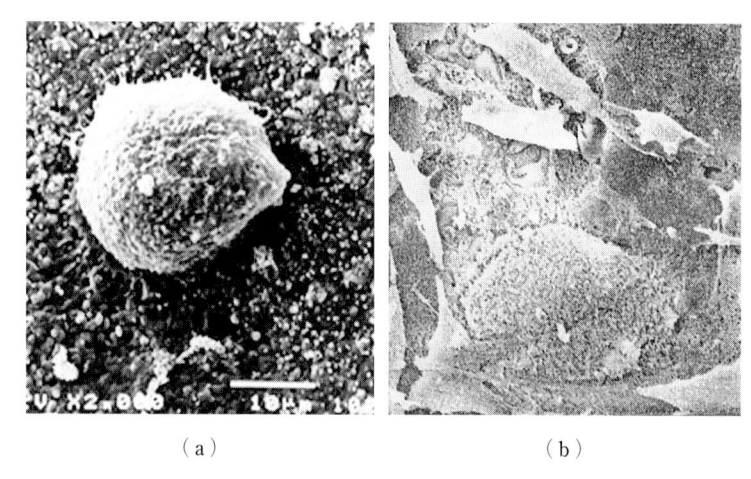

(a)　　　　　　　　　　(b)

ハイドロキシアパタイト焼結体には吸収窩が形成されないが，炭酸アパタイト表面には破骨細胞性の吸収窩が形成される

図6.6 ハイドロキシアパタイト焼結体 (a) および炭酸アパタイト (b) 上で破骨細胞を培養した場合の走査型電子顕微鏡写真

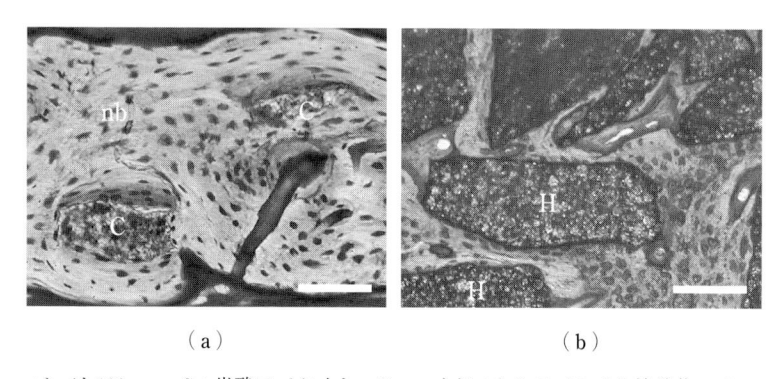

(a)　　　　　　　　　　(b)

バーは100 μm。C：炭酸アパタイト，H：ハイドロキシアパタイト焼結体，nb：新生骨。炭酸アパタイトは骨に置換されている。ハイドロキシアパタイト焼結体は埋入時の形態を保ったまま骨に結合している

図6.7 ラット頭蓋骨に形成した骨欠損部を炭酸アパタイト（図 (a)) およびハイドロキシアパタイト焼結体（図 (b)) で再建した場合の12週目の病理組織像（口絵7参照）

シウムブロックをリン酸ナトリウム水溶液に浸漬する。炭酸カルシウムは熱力学的不安定相であるため溶解し，その結果，Ca^{2+} と CO_3^{2-} が遊離される。水溶液中にはすでに PO_4^{3-} が存在しているため，溶液は炭酸アパタイトに対して過飽和であり，そのため，炭酸アパタイトが析出する。この溶解–析出反応によって，炭酸カルシウムブロックは炭酸アパタイトブロックへと形態を変えずに組成だけが変化する。炭酸アパタイトはハイドロキシアパタイト焼結体と異なり，破骨細胞によって吸収され（図 6.6），骨に置換される（図 6.7，口絵 7）。

6.5 生体活性セラミックス／セラミックス複合体

アパタイトや β 型リン酸三カルシウムなどのリン酸カルシウムや，Bioglass® に代表されるようなガラスが，その優れた生体親和性を最大の特徴として，骨修復材料として利用されてきた。しかし，これらの材料単独では骨修復材料として要求される機械的特性を満たすことができない。また，さらなる機能性を追及する必要がある。そこで，これらの材料を別の材料と組み合わせて複合化することにより，得られる材料の機械的特性や機能性を向上させる試みがなされている。

6.5.1 アパタイト／β 型リン酸三カルシウム

アパタイトと β 型リン酸三カルシウムの 2 相からなるセラミックスが開発されている。先に述べたように，アパタイトは骨伝導性を示し，直接骨と結合することから，幅広く臨床応用されている。ただし，アパタイトは生体内での吸収速度は小さく，ほとんど吸収されない。それに対し，β 型リン酸三カルシウム（β-TCP）は，生体内で骨と直接結合しつつ，徐々に吸収されていく生体吸収性の材料として臨床応用されている。したがって，アパタイト／β-TCP 複合体において，アパタイトと β-TCP の割合を変えることにより，骨との結合性や生体内での吸収性をコントロールできる。

材料が生体活性を発現するためには,生体内でその表面にアパタイト層を形成することが重要であると報告されている。この複合材料においてはβ-TCPが溶解することにより,カルシウムイオンとリン酸イオンが溶け出し,材料表面でのアパタイト形成を促進し,骨との結合性を向上させていると考えられている。また,アパタイト焼結体の曲げ強さが,β-TCP約30体積%の添加により,約1.7倍まで高められることも報告されている。β-TCP粒子の分散強化機構によると考えられており,曲げ強さが170 MPaまで向上している。

6.5.2 結晶化ガラス

結晶化ガラスとは,ガラスを加熱処理することにより結晶を析出させた材料である。Henchらは,骨と直接結合するNa_2O-CaO-SiO_2-P_2O_5系ガラス(Bioglass®)を開発した。ただし,その強度や破壊靱性がヒトの皮質骨に及ばないという問題や,Bioglass®はアルカリ成分が多いために急速に体内で溶解する恐れがあり,それを抑制することも求められた。そこで,ガラスを結晶化させるという手法により,ガラスの機械的性質や化学的性質をコントロールしようとする試みがなされた。

アパタイトを析出させたNa_2O-K_2O-MgO-CaO-SiO_2-P_2O_5系結晶化ガラスであるCeravital®や,アパタイトとウォラストナイトを析出させた結晶化ガラスA-Wが開発された。特に結晶化ガラスA-Wは,ガラス中にアパタイトだけでなくウォラストナイトを析出させることにより,高い強度と高い破壊靱性を示した。結晶化ガラスA-Wは,化学組成 MgO 4.6,CaO 44.7,SiO_2 34.0,P_2O_5 16.2,CaF_2 0.5 質量%のガラス粉末を加圧成型後,加熱処理して得られる。加熱処理の過程で,加圧成型材は焼結し,結晶化する。結晶化ガラスA-Wの破壊靱性は皮質骨にやや劣るものの,曲げおよび圧縮強度は皮質骨のそれよりも大きい。さらに,結晶化ガラスA-Wにおいては,生体内での溶解速度もBioglass®よりも小さいため,その強度が生体内でも長期にわたり維持されることが報告されている。

6.5.3 アパタイト/ジルコニア

セラミックスを強化するために，ジルコニア粒子を分散させるアプローチがしばしば行われている。その強化機構のおもなものとして，つぎの項目が知られている。① 正方晶から単斜晶への応力誘起相変態による変態強化，② マイクロクラックによって形成されるクラック進展プロセスゾーン内のヤング率の低下などによるマイクロクラック強化，③ クラック迂回偏向強化，④ 特にCe-TZP（セリア部分安定化ジルコニア）に認められる，ドメイン構造をもつ正方晶が強弾性的に配向してプロセスゾーンを形成するとされる正方晶ドメイン配向強化，⑤ 研磨による正方晶から単斜晶への変態に伴う体積膨張によって表面圧縮応力が発生することによる表面変態強化，である。

アパタイトセラミックスは，単味ではセラミックス特有の脆性破壊を示し，破壊靱性 K_{IC} は約 1 MPa・$m^{1/2}$ 程度にすぎない。このため，破壊靱性を向上させるために正方晶ジルコニア（ZrO_2）の分散強化が検討されている。大きさ約 1 μm の正方晶ジルコニア粒子が，大きさ約 5 μm のアパタイト粒子からなるマトリックスに分散した緻密複合体において，破壊靱性 K_{IC} は 2.5 倍以上の 2.8 MPa・$m^{1/2}$ を示した。破壊靱性の向上は応力誘起相変態による強化を主体とし，上述の強化機構が複合化して寄与していると考えられている。ジルコニアとの複合化は，アパタイトの破壊靱性の向上を実現するための有力な方法の一つである。

6.5.4 アパタイト/各種セラミック柱状粒子

一般に，各種材料の破壊靱性向上のために，マトリックスへの繊維あるいは柱状粒子の分散が検討されている。FRP（繊維強化プラスチック），FRM（繊維強化金属），C/C コンポジット（炭素繊維強化炭素複合材料）などがその例である。図 6.8 にセラミックス単味と代表的な繊維強化複合材料の破壊挙動の模式図を示す。この図のように，繊維で強化することによって材料が一挙に破壊することがなく，亀裂が進展しながらも強度を保持することができる。破壊靱性向上の理由としては，クラック迂回効果や繊維あるいは柱状粒子の引き

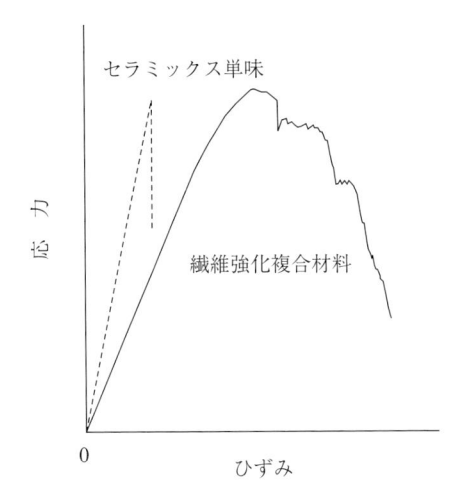

図 6.8 繊維強化複合材料の力学的性質

抜け効果および粒子架橋効果が考えられる。

アパタイトセラミックスは，単味ではセラミックス特有の脆性破壊を示し，破壊靱性 K_{IC} は約 1 MPa・$m^{1/2}$ 程度にすぎない。このため，破壊靱性を向上させるためにディオプサイド（CaO・MgO・2SiO$_2$），窒化ケイ素（Si$_3$N$_4$）など，アパタイトなどのセラミック柱状粒子の分散強化が検討されている。短径 1 μm 前後，長径数～数十 μm のディオプサイド柱状粒子が分散したアパタイト緻密複合体においては，曲げ強度がアパタイト単味の 2 倍以上の 200 MPa 以上，K_{IC} は 3 倍以上の 3 MPa・$m^{1/2}$ 以上を示した。窒化ケイ素柱状粒子の分散によっても同様の効果が認められている。セラミック柱状粒子の分散は，アパタイトの強度と破壊靱性の向上を実現するための有力な方法の一つである。

6.5.5 アパタイト/酸化亜鉛ユージノールセメント複合材料

酸化亜鉛ユージノールセメントは，歯科領域で臨床応用されているセメント材料の一つである。このセメントに含まれるユージノールという成分には，殺菌・消炎作用があるため，虫歯の穴に酸化亜鉛ユージノールセメントを詰めて消炎を図るという使用方法もある。なお，IUPAC 名（正確には許容慣用名）では，ユージノールはオイゲノール（C$_{10}$H$_{12}$O$_2$：4-アリル-2-メトキシフェノー

ル）と呼ばれる。

　アパタイト顆粒を骨補てん材として用いる場合に，使用量と使用箇所によっては，操作性および補てん後に外力によって移動してしまう問題があるため，顎骨補てん材としてアパタイト／酸化亜鉛ユージノールセメント複合材料が検討されている。新生骨の形成速度はアパタイト単体よりもやや遅くなるものの，アパタイト顆粒を接着固化していたユージノールセメントはラットへの術後8週目には吸収され，骨組織に入れ替わっていることが確認された。使用上の問題点ならびに術後初期の固定性を改善した顎骨補てん材としての可能性が見いだされている。

6.6　生体活性セラミックス／ポリマー複合体

　セラミックバイオマテリアルはヒトの骨に比べもろく，しかも弾性率が大きすぎるために，限られた部位にしか用いることができないという問題がある。表6.1に，代表的な生体活性セラミックスと骨の力学的性質を示す。破壊靱性や強度を高めるために，さまざまな試みがなされてきたものの，骨に比べもろく弾性率が高すぎて，完全に満足のいく力学的性質を有するものは得られていない。

表6.1　生体活性セラミックスと骨の力学的性質
〔data after Hench（1998）〕

	曲げ強度〔MPa〕	ヤング率〔GPa〕
Bioglass®	42	35
焼結ハイドロキシアパタイト	115〜200	80〜110
皮質骨	50〜150	7〜30
海綿骨	10〜20	0.05〜0.5

　そこで，骨の力学的性質により近い骨修復材料の開発が進められている。図5.1に示したように，ヒトの骨の構造はコラーゲン線維の上にアパタイトの結晶が析出し，これが3次元的に編みあがった無機／有機複合体である。コラーゲンは，タンパク質の一種で，三重らせん構造をとることを特徴とする。無機

物であるアパタイトと有機物であるコラーゲンが複合化することによって,骨は高強度としなやかさを併せもつことができる.図 6.9 に,セラミックス,骨とポリマーの破壊挙動の違いを模式的に示す.このような観点から,生体活性を示す無機/有機複合体を作製できれば,骨に近い力学的性質を示す人工骨が得られると期待される.この節では,生体活性セラミックスであるアパタイトとポリマーを複合化した材料について述べる.

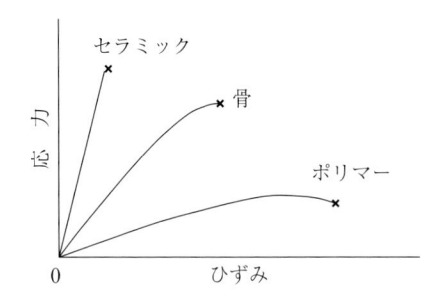

図 6.9 セラミックス,骨とポリマーの力学的性質の違い

6.6.1 アパタイト/ポリエチレン複合体

生体活性を示す無機/有機複合体を作製する簡便な方法としては,有機高分子マトリックス中に生体活性セラミックスを機械的に混合する方法が挙げられる.アパタイト粉末を高密度ポリエチレンマトリックスに分散させた複合体が開発された.図 6.10 に,生体活性粉末とポリマーの複合材料の概念図とア

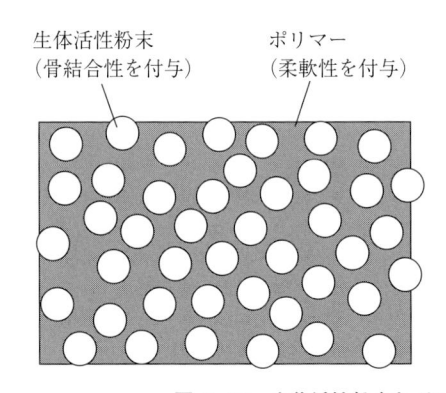

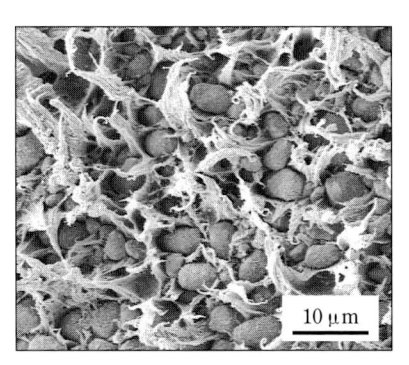

図 6.10 生体活性粉末とポリマーの複合材料の概念図とアパタイト/ポリエチレン複合体の破断面

パタイト/ポリエチレン複合体の破断面を示す。ポリエチレンは，(-CH$_2$-CH$_2$-)の繰り返し単位をもつ高分子である。化学的耐久性が高いことから，容器や包装用フィルムなどとして広く用いられている。そのなかで，高密度ポリエチレンは，高い延性と靱性を併せ示すことから，人工関節の摺動面にも利用されている。しかしながら，ポリエチレンは生体活性を示さない。

一方，アパタイトは生体活性を示すものの，もろく延性を示さない。そこで，アパタイト粉末を高密度ポリエチレンマトリックス中に分散させることにより，フィラーであるアパタイトの生体活性とポリエチレンの延性を併せ示す材料が開発された。

アパタイトは骨と直接結合する性質を示すため，この複合材料においては，アパタイト含有量の割合が大きくなるとともに，骨との結合性が増大する。アパタイトが20体積%以下では，複合材料は骨欠損部で線維性被膜によりカプセル化されるので骨と結合しないが，アパタイトが20体積%より大きければ骨結合性を発現する。しかしながら，アパタイトの割合が多くなりすぎると，アパタイトの力学的性質が複合体の力学的性質を支配するようになり，力学的にはもろくなってしまう。アパタイトの体積分率が45体積%を超えるともろくなるが，約40体積%までであれば適度な柔軟性を示す。すなわち，アパタイトの体積分率が20〜40体積%であれば，骨結合性を示しつつ適度な柔軟性を示す。この材料は，人工耳小骨として臨床で用いられている。

6.6.2 アパタイト/ポリ乳酸

骨折部位の固定を行うために，金属や生体吸収性高分子からなるスクリューやプレートなどの骨接合材が利用されている。多くの場合，強度と靱性に優れた金属製の骨接合材が使用されている。しかしながら，金属製の骨接合材は，体外に取り出すためのさらなる手術を必要とする。そこで，生体吸収性高分子であるポリ乳酸からなる骨接合材が注目されている。ポリ乳酸の骨接合材は，生体内で吸収されるため，体外に取り出すための再手術の必要がなく注目されている。ただし，骨とは強固に結合しないことが問題である。そこで，アパタ

イトの粉末をポリ乳酸中に分散させた複合体からなる骨接合材が開発された。
図 6.11 に，アパタイト／ポリ乳酸からなる骨接合材の写真を示す。この複合体では，熱処理を施していないアパタイト粉末を利用することにより，従来ほとんど生体内で吸収されないと考えられているアパタイトに溶解性を付与している。これらの工夫により，アパタイトの粉末をポリ乳酸中に分散させた複合体は，骨と結合し，しかも体内で分解・吸収される吸収性骨接合材として使用されている。

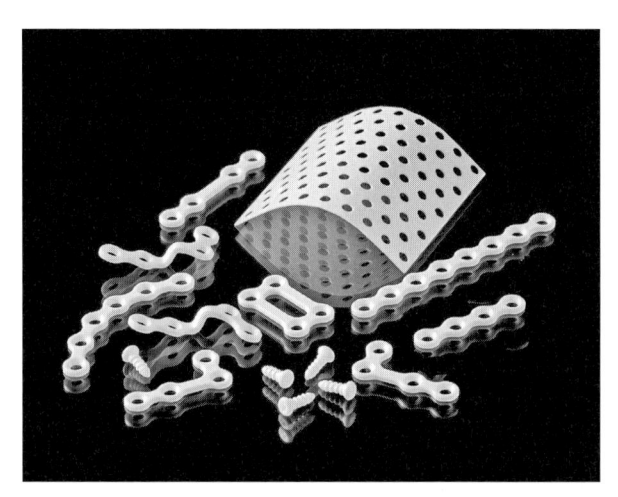

図 6.11 アパタイト／ポリ乳酸からなる骨接合材
〔提供：タキロン株式会社〕

6.6.3 リン酸カルシウム／コラーゲン

アパタイトは骨伝導性を示し，直接骨と結合することから幅広く臨床応用されている。しかし，弾性率が大きく力学的特性に問題が残ることや骨誘導能や骨置換性が自家骨に比べて劣っているために，骨移植に使用される割合は 30 ％程度までにとどまっている。このため，自家骨や同種骨がゴールデンスタンダードとして使用されているのが現状である。

そこで，アパタイトの短所を克服する目的で，コラーゲンとの複合化が検討されている。天然骨は無機物と有機物の複合体であり，アパタイトを主成分と

する無機物が約70％，コラーゲンを主成分とする有機物が約30％である。この天然骨を模倣することによって，より天然骨に類似した力学的特性と機能性を人工骨にもたせることを目標としている。

まず，最も簡単な設計として，リン酸カルシウムとコラーゲンを単純に混合し複合化したものが実用化されている。具体的には，アパタイトとリン酸三カルシウムの2相からなるリン酸カルシウムとコラーゲンからなる複合体が臨床応用されている。自家骨と同様に，骨再生を促進することが報告されている。

天然骨においては，コラーゲン線維の伸長方向にアパタイト微結晶が c 軸方向に配向し，これが編みあがった構造をしており，この微構造にならった材料の開発も試みられている。まず，生体模擬環境下において骨類似構造を有するアパタイト／コラーゲン複合線維を合成し，つぎに，この線維を原料として多孔体が構築されている。原料となる複合線維は，コラーゲン線維の伸長方向にアパタイト微結晶が c 軸方向に配向して，天然骨の微細組織と類似した構造を有している。骨に類似した機械的特性を示すことが期待される。

6.6.4 歯科分野で用いられる複合材料

歯科の分野において利用されている複合材料について述べる。ポリマー中に，シリカ（二酸化ケイ素）のようなセラミック微粒子を分散させた複合材料が，人工歯や充てん材として広く利用されている。セラミック粒子を複合化することによって，十分な強度と耐摩耗性が得られるためであり，審美的にも目的を満たしている。無機と有機の複合材料であることから，コンポジット（複合体）レジン（樹脂）と呼ばれている。コンポジットレジンにおいては，ポリマー中にセラミック粒子充てん材を均一に分散させる技術が重要である。

また，側鎖に多数のカルボキシル基を有する高分子とガラスとの酸塩基反応に基づいたセメントが開発されている。すでに実用化されているグラスアイオノマーセメントは，ポリアクリル酸のような側鎖に多数のカルボキシル基を有する高分子の水溶液と，$CaO\text{-}Al_2O_3\text{-}SiO_2\text{-}F$ 系ガラス粉末を混合して得られるものである。水溶液が酸性であるため，ガラス粉末からカルシウムイオンおよ

6.6 生体活性セラミックス/ポリマー複合体

びアルミニウムイオンが溶出する。ポリアクリル酸などの側鎖に多くのカルボキシル基を有する高分子は，溶出したカルシウムイオンおよびアルミニウムイオンにより架橋され，強固なゲルを形成して硬化する。このゲル中に反応した

コーヒーブレイク

骨のうたう

　骨は，物質的にも研究対象とされてきたが，人の心に大きなかかわりをもっている。フィリピン戦線で消息を絶った23歳の詩人，竹内浩三。裕福な呉服店に生まれ，映画監督を夢見たものの，日大在学中に徴兵され，昭和20年4月フィリピンで戦死。昭和22年遺骨のない白木の箱が姉のもとに届いた。姉の弔歌「一片の骨さえなければおくつきに手ずれし学帽ふかくうづめぬ」。彼の詩集「戦死やあわれ」（竹内浩三，小林　察編　岩波書店（2003））から抜粋する。骨に祈りを込めて。

　　骨のうたう

戦死やあわれ　　　　　　　　　　　自分の事務や女のみだしなみが大切で
兵隊の死ぬるや　あわれ　　　　　　骨は骨　骨を愛する人もなし
遠い他国で　ひょんと死ぬるや　　　骨は骨として　勲章をもらい
だまって　だれもいないところで　　高く崇められ　ほまれは高し
ひょんと死ぬるや　　　　　　　　　なれど　骨はききたかった
ふるさとの風や　　　　　　　　　　絶大な愛情のひびきをききたかった
こいびとの眼や　　　　　　　　　　がらがらどんどんと事務と常識が流れ
ひょんと消ゆるや　　　　　　　　　故国は発展にいそがしかった
国のため　　　　　　　　　　　　　女は　化粧にいそがしかった
大君のため
死んでしまうや　　　　　　　　　　ああ戦死やあわれ
その心や　　　　　　　　　　　　　兵隊の死ぬるや　あわれ
　　　　　　　　　　　　　　　　　こらえきれないさびしさや
白い箱にて　故国をながめる　　　　国のため
音もなく　なんにもなく　　　　　　大君のため
帰っては　きましたけれど　　　　　死んでしまうや
故国の人のよそよそしさや　　　　　その心や

ガラス粉末が分散した粒子分散型の硬化体ができあがる。グラスアイオノマーセメントの優れている点は，歯質に対して高い接着強度を示すこと，さらに，その内部からフッ化物イオンを徐放するので，う蝕（虫歯）を予防する効果があることである。歯質に対して高い接着性を示すのは，ポリアクリル酸のカルボキシル基が歯質のアパタイトのカルシウムイオンとイオン結合するためと考えられている。フッ化物イオンは，硬化時に反応したガラスから溶出し，これが硬化体中のゲル中に取り込まれていると考えられる。このゲル中に存在するフッ化物イオンが，ゆっくりと口腔内で徐放され，徐放されたフッ化物イオンは，歯質のアパタイトの結晶格子内に取り込まれる。アパタイトはフッ素イオンを取り込むと，その溶解度が小さくなって溶けにくくなるので，歯質はう蝕になりにくくなる。実際に，フッ素はう蝕予防のために用いられている。グラスアイオノマーセメントは，使用するガラスの組成を変えることによって，その特性を調整できる。力学的性質を向上させるために，レジンで補強したグラスアイオノマーセメントも開発されている。

7 生体親和性

7.1 生体親和性の概念

　バイオマテリアルという言葉は，臨床上では20世紀前半から幾多の変遷を遂げてきたように思われる。はなばなしく登場しては消えていったバイオマテリアルも少なくない。その浮き沈みが今日まで何度となく繰り返されてきたような気がする。逆にいえば，それだけバイオマテリアルは臨床にとってセンシティブな材料ということになる。生物学的な考察を十分行うことなく，工学的センスでそのまま大胆に試行された材料も少なくなかったのではないだろうか。

　最近になって，ようやく"生体に優しい材料"という概念が認知されるようになり（**図7.1**），生体親和性（biocompatibility）の評価が議論されるようになってきた。しかし，まだ生体親和性という言葉は，サイエンスになりきっていない感がある。それは，言い換えれば，対象となる生体が，きわめて崇高で複雑であるということを意味する。したがって，バイオマテリアルを学び研究するには，物理学や化学的知識に加えて生理学や組織学，解剖学，生化学といった生物学的知識が不可欠となる。生体親和性という表現のほかに生体適合性という表現も用いられ，英語のbiocompatibilityを直訳すると生体適合性となるが，ほぼ同義と考えてよい。ただ，生体親和性のほうが，より広義で生物学的な意味合いも強いように感じられる。生体親和性を論ずる場合，材料との界面での生体反応はきわめて複雑であるため，従来のような古典的接着理論に

7. 生体親和性

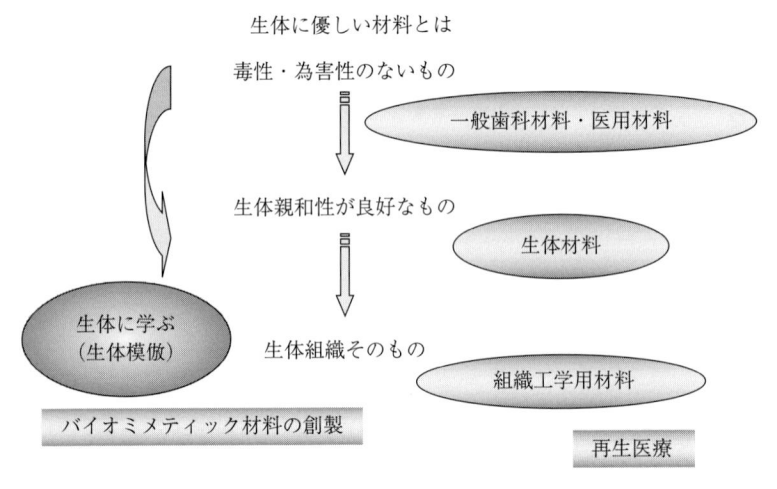

図7.1 アメニティ生体材料の概念

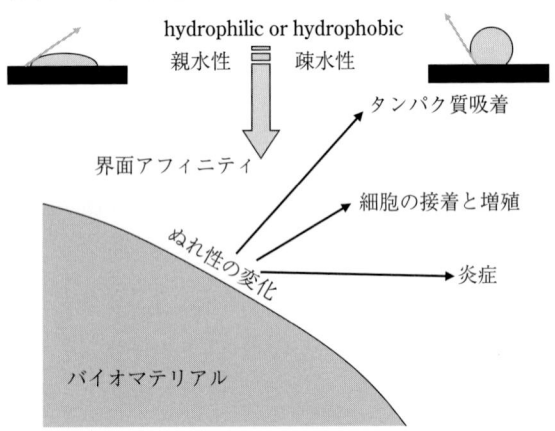

図7.2 界面アフィニティ（ぬれ性の概念）

基づくぬれ性だけでは困難で，界面アフィニティのような概念を新たに導入する必要がある（**図7.2**）。

7.2 生 体 反 応

　生体組織の構造や機能をマクロ的，ミクロ的に観察してみると，いかに精巧で巧みにレギュレートされているかがわかる。理想的には，生体組織そのもので置き換えるのが理想的であるが，再生医療はまだ始まったばかりである。やはり，現在のところ人工材料を使用せざるを得ない。そうなると，いかに生体と"馴染み"のある材料を開発するかということになる。それには，生体反応を十分理解する必要がある。

　生体と人工材料（異物）との反応を考える場合には，細胞レベルでの界面反応を考えることが重要である（図7.3）。生体に接触した材料に対し最初に相互作用を示す生体成分としては，血液や粘液といった体液であり，それらの体液中には多糖類やタンパク質，細胞が含まれる。そのなかで，材料表面に最初に接触して，その後の一連の生体反応に重要な役割を演ずるのはタンパク質である。つぎに起こるのが，細胞付着であり，細胞膜上のレセプターを介して吸着タンパク質と特異的に結合するものと考えられる（図7.4）。

　この際に，種々の生体反応が生じ，特に発熱反応や炎症反応がよく起こる。材料による発熱は，ほとんどが材料に付着していた細菌が主原因と考えられる。通常，炎症は組織損傷に対する局所的な生体反応であり，発赤，腫脹，疼痛および発熱が特徴である。炎症の原因は，機械的，熱的，電気的などの物理

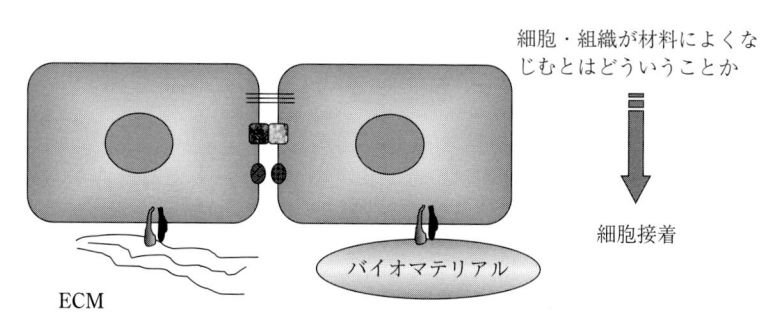

図7.3　生体親和性とは

材料表面

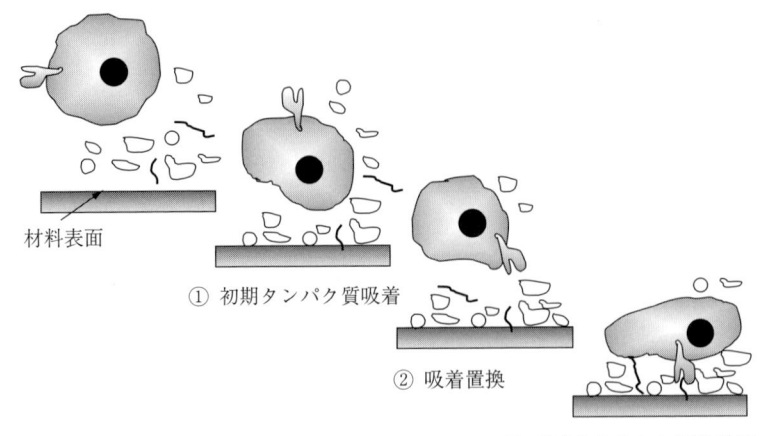

① 初期タンパク質吸着

② 吸着置換

③ 受容体を介した細胞吸着

図7.4　材料表面と生体との初期反応の機構モデル

的傷害，代謝産物などによる化学的刺激，微生物，ウィルスなどの生物的起炎，異物との接触などに分けられる。単なる外傷による炎症反応は一過性であるが，材料を体内に埋入したとき慢性的に続く場合がある。この場合，その原因が付着微生物でなければ材料からの溶出物や分解物が考えられる。重合したプラスチックからの残留モノマーや残存触媒の溶出などには注意が必要である。

図7.5は，ラット腹部皮下に埋入した炭酸アパタイト・レジン複合体の生体親和性の度合いを示したものである。炭酸アパタイトの含有量が増えるにつれ，炎症反応の度合いは軽減している。また，補体活性として血栓形成や血液凝固も生じる。一方，長期的には腫瘍形成やアレルギー反応が生じ，催奇性やカプセル化，石灰化，時として壊死に至ることもある。金属イオンの溶出も金属アレルギーとして最近注目されている。

一般の歯科補綴(ほてつ)・修復用材料は，インプラント材料と異なり生体外に存在するので，直接生体組織に与える影響は深刻ではないが，上述したように溶出したモノマーやイオンの影響は軽視できない。広くバイオマテリアルということになると，生体組織と異なり，異物であるから種々の生体反応を考慮する必要がある。このなかで，現在懸念されている生体反応としては，つぎのようなも

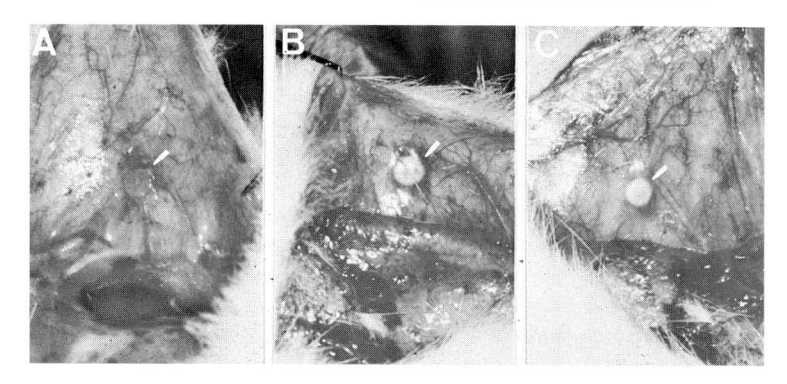

図7.5 炭酸アパタイト・レジン複合体の生体親和性の度合い（アパタイトとレジンとの混合比（Ap/R）：A=0，B=0.5，C=2）

のが挙げられる．

〔1〕**刺激性**　生体が材料に接触する際には，機械的，熱的，電気的などの物理的刺激により，発熱反応や炎症反応がよく起こることがある．発熱反応は，ほとんどの場合，材料に付着していた細菌が主原因であるが，化学的刺激は，溶出した歯科材料レジンモノマーや代謝産物によるもの，あるいは生物学的な刺激性としては，微生物やウィルスなどによるものがある．特に，慢性的な刺激として知られる重合したプラスチックからの残留モノマーや残存触媒の溶出には注意が必要である．歯科用レジンや骨セメントのモノマーの重合に際し，現実的にはモノマーが100％重合することはあり得ない．当然のことながら，ポリマー中に残留モノマーが存在し，加熱重合レジンよりも即時重合レジン中のほうが多く残存することになり，光重合レジンでも重合層が厚くなると，下部ほど多くの未重合モノマーが残存することになる．特に，従来のレジン系骨セメントの場合，重合熱により炎症が生じたり，時として壊死が起こることもあるので細心の注意が必要である．最近では，リン酸カルシウム系の骨セメントやセメントレス術式の研究がさかんとはいえ，一長一短がある．

〔2〕**毒性**　生体に対し物質の用量（dose）を増していくと，ある閾値を過ぎたところで毒性が現れ，さらに量を増していくと，ついには死に至る．単純には**図7.6**に示すような用量作用曲線（dose-response curve）が

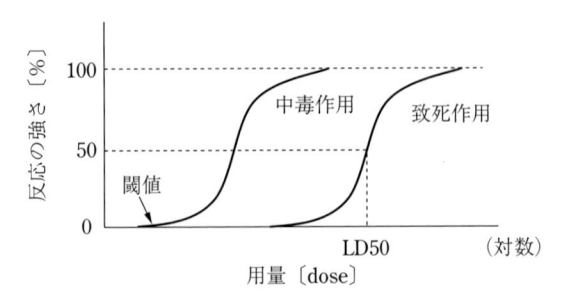

図7.6 物質の用量作用曲線

得られるが，反応は個体によってまちまちで，生体に対する毒性はきわめて複雑である。そこで，致死量の目安として比較的正確に測定できる 50％致死量 LD50（50% lethal dose）がよく用いられる。歯科用充てん材として古くから使われているアマルガムは，優れた機械的強度を有しているものの，成分原料として使用される水銀（Hg）の毒性やアレルギー性が懸念される。一般に，無機水銀は水俣病の原因とされる有機水銀に比べ，その毒性は少なく，アマルガム中の残留水銀はさほど心配ないとはいえ，破損したものや撤去時のアマルガムには細心の注意が肝要である。歯科領域でのう蝕予防効果に優れていることで知られているフッ素（F）も，濃度が高くなると危険である。フッ素の水道水中での有効濃度としては，1 ppm が WHO で推奨されている。歯の成熟期に，これ以上のフッ素濃度が作用すると斑状歯が発生することもある。さらに 10 ppm 以上では，骨硬化症（オステオフルオローシス）に陥る危険性も生じ，それ以上になると成長抑制や中毒死すら起こることもある（**表 7.1**）。

〔3〕 **アレルギー性**　　免疫反応のうち，生体防御の範囲を越えて過剰に働

表 7.1 フッ素濃度と毒性

フッ素濃度	症　状
0.002 ppm（空気中）	植物阻害（黄変，枯死）
1 ppm（飲料水）	う蝕減少
＞ 2 ppm（飲料水）	斑状歯
8 ppm（飲料水）	10％に骨硬化症
＞ 50 ppm（飲料水，食品）	甲状腺障害
100 ppm（飲料水，食品）	成長抑制
2.5〜5.0 g（1回量）	中毒死

き，生体に障害を引き起こすような状態をアレルギー（allergy）反応という。アレルギーを発症させる物質をアレルゲン（allergen）と呼び，抗原（antigen）の一種である。化学物質によるアレルギーは，以前に暴露して感作状態にあるとき，同一化学物質に再び暴露した際に引き起こされる反応のことである。

抗原が侵入すると，生体には通常1～2週間で抗原に特異的な抗体（antibody）が形成され，感作状態となる。金属アレルギーの場合，パッチテストが普及し出した1960年代に，すでにニッケル（Ni），クロム（Cr），コバルト（Co），水銀（Hg），銅（Cu）の接触アレルギーにより，紅斑や丘疹，小水疱，びらん，落屑などが接触部位に繰り返し生じることが知られていた。金属そのものはアレルギーを引き起こすことはないが，金属イオンはタンパク質と結合し，ものによっては強い感作能を有することになる。

歯科用金属材料では，口腔内の修復物から金属イオンが溶出し，それが原因でアレルギーが引き起こされることがあるので注意が必要である。また，口腔内には電解質としての唾液が存在し，粘膜や他の合金が陽極となってガルバニー電池ができることがあり，電流が流れ金属イオンが生成する結果，アレルギーの誘発も起こり得る。口腔内の金属修復物をすべて撤去し非金属修復物に置き換えると，アレルギー症状が著しく軽減したとの臨床例がときどき報告されるようになってきており（図7.7），その因果関係や作用機序についても徐々に解明されつつあるが，全容解明には今後のさらなる免疫学的研究の成果を待たなければならない。

一方，歯科用レジンモノマーは，接触性アレルゲンで激しい職業病としての接触性皮膚炎を起こすことがある。アレルギー疾患の症状と発症年齢に関しては，有名なアレルギーマーチのデータが報告されており，年齢によって発症するアレルギー疾患の割合が異なる（図7.8）。

〔4〕 発 が ん 性　古くはコールタールから近年ではニトロソ化合物，アスベストのように悪性腫瘍や特有の中皮腫を発生させる危険性を有する多くの化学物質が知られるようになってきた。歯科材料による発がんの症例は知られていないが，一部の歯科材料における発がんの可能性について完全に否定する

178　　7. 生 体 親 和 性

LST陽性：Hg, Ni, Pd
LST陰性：Au, Ag

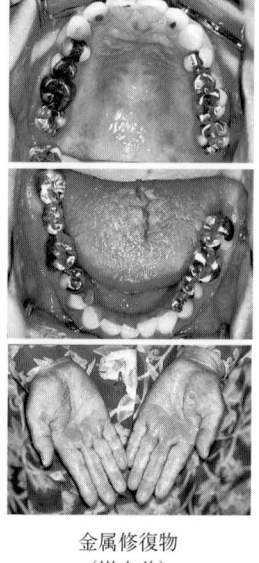

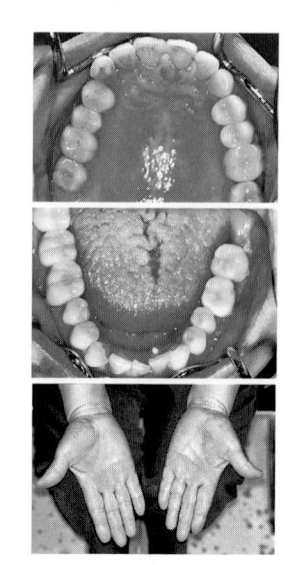

　　　　　　　金属修復物　　　　　　　　　金属修復物
　　　　　　　（撤去前）　　　　　　　　　（撤去後）

図7.7　金属アレルギーの症例〔高永和先生のご厚意による〕

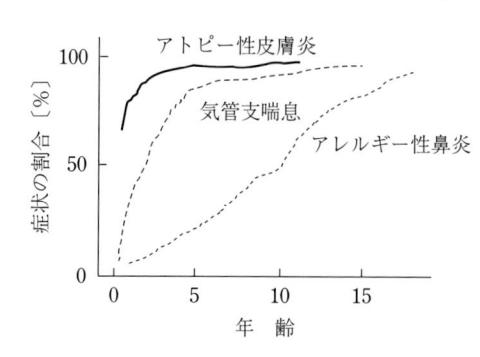

図7.8　アレルギー疾患の症状と発症年齢〔馬場　実 監修：アレルギーマーチ，メディカルレビュー社より〕

ことはできない。バイオマテリアル中の化学物質による発がん，材料表面構造による表面発がん，紫外線・放射線による物理的発がんなどが考えられる。金属バイオマテリアルのなかで，ニッケル（Ni）やニッケルクロム合金に添加されているベリリウム（Be）などは，DNA反応性発がん物質として知られている。これらの金属イオンにより細胞内のDNAが損傷を受けると，突然変異により異常細胞からがん細胞が形成されることがあり，増殖して腫瘍を形成

し，未分化がんとなる危険性がある．最近では，バイオマテリアルの組織工学へのスキャフォールドとしての利用も年々増えており，細胞の突然変異への影響は十分配慮する必要がある．

〔5〕 **遺伝毒性**　ヒトや野生動物の内分泌（ホルモン）系を妨害し，健康に悪影響を及ぼす可能性のある一部の化学物質を一般に「環境ホルモン」と呼んでいるが，専門的には，エンドクリン撹乱化学物質（Endocrine disruptors：EDs）または，外因性内分泌撹乱化学物質と呼ばれている．エンドクリン（endocrine）とは，内分泌化学物質，すなわちホルモンのことであり，内分泌系のバランスを撹乱（disruption）させるという意味である．内分泌撹乱化学物質は，生体のホメオスタシス，生殖，発生や行動にかかわる種々の生理的ホルモンの生合成，分泌，輸送，結合およびホルモン作用，または分解に至る一連の過程を阻害する性質をもつ外因性物質とされる．内分泌撹乱化学物質の特徴は，ごく微量で作用し，胎児などのホルモン制御を撹乱し，しかも用量反応関係において閾値がない遺伝毒性を示すことである．環境ホルモンが近年大きくクローズアップされたきっかけは，Colbornら著の『失われし未来（Our Stolen Future）』が1996年に全米で出版されたことによる．ホルモンと類似した働きをする野性生物などの生態系に深刻な影響を与える合成化学物質が環境中に多数存在し，その影響がヒトにも及んでいると訴えたもので，早急な対策をとるように強く警告している．

コーヒーブレイク

アポトーシスとネクローシス

　細胞には主体的に自分の命をコントロールする機能が備わっているようで，アポトーシス（自殺）と呼ぶ．それに対し，外的要因により細胞死を余儀なくされることをネクローシス（他殺）と呼ぶ．バイオマテリアルは異物であるから，一般的にはネクローシスに影響を与えるが，環境ホルモン（内分泌撹乱化学物質）をはじめとするモノマーや金属イオンあるいはナノ粒子などは，細胞内の遺伝子にも直接作用してアポトーシスをも引き起こしかねない．いずれにしても，細胞に決まった寿命があるとすると，不老長寿は夢なのか．バイオマテリアルは，このハードルを越えることができるのか，今後の研究展開が楽しみである．

同年,日本の環境庁も内分泌攪乱作用が疑われる物質として,ダイオキシン類,PCBをはじめとする67種類の化学物質を公表し,そのなかで歯科と関係が深いのがビスフェノールA(BPA)で,それ以前の1993年に英国放送協会が「Assault on male」というタイトルで放映したのを発端として,テレビや新聞,単行本で歯科用レジン系シーラントからもBPAが唾液中に溶出するとの問題が取り上げられたことがあり,現在でも研究が進められ,多くの各国研究機関や調査委員会が検討を行っている。日本歯科理工学会でも調査研究委員会が報告書をまとめている。それ以降,安全性の配慮から歯科用コンポジットレジンのマトリックスは,合成の過程でビスフェノールAが使用されるBis-GMAから,使用されないUDMAへとしだいに変更されつつある。現在,おもに問題となっているのは女性ホルモンのエストロゲン(Estrogen)に似た作用をもつエストルゲン類似物質と呼ばれる物質群である。

7.3 免疫反応

従来の人工材料では,免疫反応はそれほど注目されてこなかったが,バイオマテリアルも組織工学の発展に伴い,より生体に近い生体由来のタンパク質や細胞を用いた療法が広がるにつれ,今後避けて通ることのできない生体反応として重視されつつある。免疫反応は生体防御系の中心的な役割を担っている異物反応の一つである。

抗原とは,われわれの身の回りに満ちている細菌やウイルス,空気中の塵,花粉,食物などを指し,口腔内に充てん,装着された歯科材料,主としてそこから溶出するイオンやモノマー,微粒子などは,すべて抗原となり得る。これらの物質は,時として生体に傷害を与え,死に至らしめることもある。これに対抗する手段として,人間は免疫という生体防御機構をもち備えている。免疫とは身体の主たる自己防衛機構のことで,腸管や皮膚の傷口,その他粘膜などを通して体内に侵入した病原菌やウイルスに対し,われわれの身体は抗体と呼ばれるタンパク質をつくる。ただ,ウイルスなどの細胞内寄生体には抗体が直

接攻撃できないので，これを破壊する細胞すなわちリンパ球が動員されることになる。

通常は非特異的な自然抵抗因子からなる自然免疫系が働いているが，これで防ぎきれなくなると，抗原特異的免疫反応系である獲得免疫系が働く。一般に，われわれが免疫という言葉として認識しているのは獲得免疫系のことで，これには抗体やリンパ球がおおいに活躍している。すなわち，病原菌などが侵入し自然免疫系で防げない場合，獲得免疫系が働き始めることになる。

獲得免疫系では，抗原を抗原提示細胞が取り込み，抗原の情報をT細胞に与える。これを受けたT細胞は，さらにB細胞に情報を伝え，抗体をつくるように指令する。このような細胞は，もともとわれわれの身体の骨髄でつくられ，胸腺に移動したものはT細胞に，それ以外のものはB細胞や抗原提示細胞になる（図7.9）。

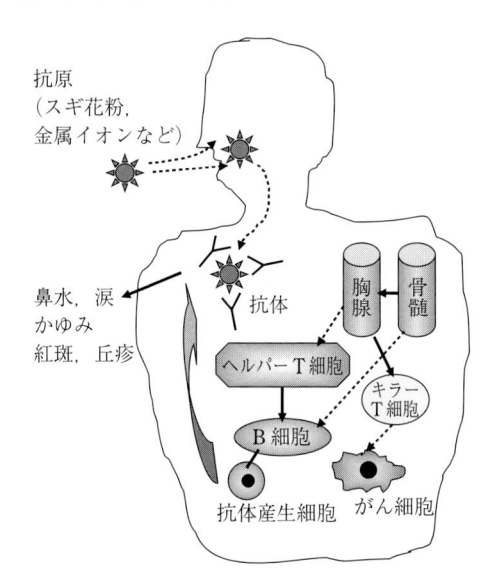

抗体とは，B細胞が成熟した形質細胞において合成・分泌される物質で刺激した抗原と特異的に結合するタンパク質のことであり，免疫グロブリン（Ig）と呼ばれ，4本のペプチドが架橋してY字型を形成した共通の基本構造を有する

図7.9 免疫系の概略図

抗体とは，B細胞が成熟した形質細胞において合成・分泌される物質で，刺激した抗原と特異的に結合するタンパク物質のことである。免疫グロブリン（Ig）と呼ばれ，形が少し異なるIgG, IgM, IgA, IgD, IgEなどが知られ，4

本のペプチドが架橋してY字型を形成した共通の基本構造を有する。非自己の認識は免疫系の本質であり，多様性，特異性，記憶能力といったような特徴がある。

アレルギー反応は，免疫のうち，特異的抗原に対する過敏な応答といえ，皮膚のかぶれのようなアレルギー反応は，抗原によって引き起こされる。言い換えれば，抗原性のない材料は，アレルギー反応を引き起こさない。抗原決定基の構造は，必ずしも明らかにされていないが，一般に，ある数以上のアミノ酸残基あるいは糖単位が配列した構造といわれるコラーゲンでは，その分子鎖末端のテロ部分に存在するチロシン残基が抗原決定に重要な役割を果たしているといわれている。通常，バイオマテリアルとしてよく使われているコラーゲンは，酵素処理などにより，この末端のテロペプチドを除去し，抗原抗体反応を抑えたものであるが，異種動物由来のコラーゲンを使用する以上，十分な注意が必要である。

7.4 生体由来材料

古くから，非吸収性のヒト臍帯，ヒト硬膜，ブタ弁，ウシ動脈，吸収性として腸線，キールボーン，豚皮などの生体由来材料が医療に用いられてきた。

最近，組織工学の発展によりスキャフォールド材料が注目されていることを述べたが，合成材料に加え，生体由来材料も数多く使用されている。ただ，先に述べた抗原抗体反応の心配があるため，使用に際しては免疫反応に対する細心の注意が必要である。

これらのなかで，有機質としてはコラーゲンが最もポピュラーで，人工皮膚やGTR膜などに用いられている。最近では，代謝性の代用骨としての応用も検討されている。

図7.10は，炭酸アパタイト・コラーゲン複合体を家兎大腿骨に埋入したもので，4週間後には新生骨に置き換わり，ほぼ周辺の骨と一体化している。炎症反応もなく，生体親和性は良好であることがうかがえる。また，化学構造

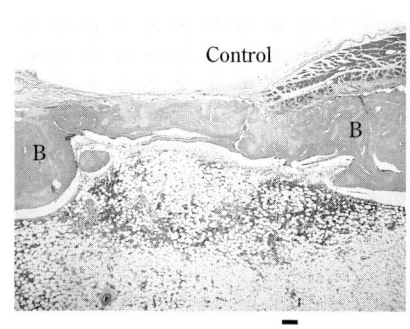

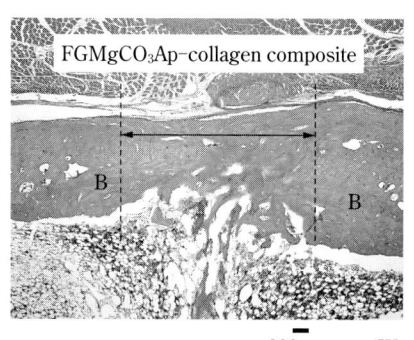

左の写真の穴を開けただけのコントロールでは，あまり骨が再生されていない

図 7.10　家兎大腿骨に埋入された傾斜機能性 Mg 含有炭酸アパタイト・コラーゲン複合体（B：骨）

がセルロースに似ているキチンやキトサンも，よく利用されている。現在キチンには，α, β, γ の 3 種の結晶構造があるとされている。α-キチンは，カニ，エビ，オキアミ，昆虫など節足動物の甲羅や腱に存在し，量的には他の 2 種に比べて圧倒的に多い。キトサンは，キチンを脱アセチル化して得られるもので，キチンと異なり希塩酸，有機酸水溶液などに溶解することから，生物資源としてキチンより有望視されている。このようなことから，キチン，キトサンは，生体由来材料として広く人工皮膚や縫合糸といった医用材料やカプセル化細胞培養，ドラッグデリバリーシステムに応用され，湿式成形により繊維，フィブリル，フィルム，多孔体，中空糸，ビーズなど，あらゆる成形体の製造が可能である。一方，無機質サンゴは，サンゴ虫の群体の中軸骨格を意味し，広義にはサンゴ礁を構成する石灰質を指す。成分的には，主として炭酸カルシウムからなり，結晶学的には石灰石のようなカルサイト構造とは異なり，アラゴナイト構造を示す。一般的には，このサンゴを熱処理し，炭酸アパタイトに変えて利用することが多い。

　究極的には自己由来材料を用いるのが理想的であろう。その意味から組織工学的手法による間葉系幹細胞や自己由来細胞を利用した再生医療や自己組織化の研究が注目されている。

7.5 生物学的安全性評価

　最近，生体に優しい材料が要望されており，バイオマテリアルの適用にあたっては，人体への安全・安心がますます重要視される傾向にあり，生物学的評価は欠かせない。

　医療機器の生物学的評価に関する国際規格としては ISO 10993-1（2003），Biological evaluation of medical devices があり，その第1部には，評価及び試験 Part I：Evaluation and testing が記載されている。国内規格としては，この国際規格に基づき，日本工業規格（案）として JIS T0993-1（2004）「医療機器の生物学的評価——第1部：評価及び試験」が規定されている。

　生物学的評価試験の選択に際しては，関連試験に関する研究・調査を行うこと，および実際に試験を行うことの両方がある。このように評価した結果，その評価対象材料が，設計中の機器の材料と同等な役割で使用された確たる実績をもつ場合には，試験を行う必要がないという結論に到達することもある。JIS T0993-1 には，それぞれの医療機器および接触期間カテゴリーについて考慮しなければならない主要評価試験（**表7.2**）と補足的評価試験が表に要約されている。また，理論的背景や根拠が附属書 A に記載されており，生物学的評価への体系的なアプローチの補助のための流れ図が附属書 B として挙げられている。

　歯科材料の試験法に関する規格についても，国際規格である ISO 7405（1997），Dentistry —— Preclinical evaluation of biocompatibility of medical devices used in dentistry —— Test methods for dental materials を翻訳し，技術的内容および規格票の様式を変更することなく，日本工業規格（案）として JIS T6001（2005）「歯科用医療機器の生体適合性の前臨床評価——歯科材料の試験方法」が規定されており，前述した ISO 10993 の規格群を含んでいる。医療機器のカテゴリーに従って，前臨床評価のための試験タイプが要約されている。試験の選択および結果の全体評価は，その医療機器に関する適切な化学

表7.2 バイオマテリアルの前臨床的生体適合性試験

医療用具の分類	接触時間		生物学的試験								
接触部位	A：一時的接触（24時間以内） B：短・中期的接触（1〜29日） C：長期的接触（30日以上）		細胞毒性	感作性	刺激性・皮内反応	急性全身毒性	亜急性毒性	遺伝毒性	発熱性	埋植試験	血液適合性
非接触用具											
表面接触用具	皮膚	A	○	○	○						
		B	○	○	○						
		C	○	○	○						
	粘膜	A	○	○	○						
		B	○	○	○						
		C	○	○	○			○	○		
	損傷表面	A	○	○	○						
		B	○	○	○						
		C	○	○	○			○	○		
体内植込み用具	組織/骨	A	○	○	○						
		B	○	○				○		○	
		C	○	○				○		○	
	血液	A	○	○	○	○					○
		B	○	○	○	○		○		○	○
		C	○	○	○	○		○		○	○

的，物理学的および生物学的データをもち，使用条件をよく心得ている専門家によって行わなければならない．現在，生体安全性の観点からグローバルなバイオマテリアルの生物学的評価に対する標準化への取組みが進められている．

引用・参考文献

1章
1) 木下亀城，小川留太郎：標準原色図鑑全集 第6巻 岩石鉱物，保育社（1967）
2) 中原　泉：浮世絵にみる歯科風俗史，医歯薬出版（1978）
3) 岡崎正之：歯と骨をつくるアパタイトの化学，東海大学出版会（1992）
4) 筏　義人 編：生体適合材料―その機能と応用，日本規格協会（1993）
5) 筏　義人 編：バイオマテリアル入門，学会出版センター（1993）
6) 上田　実 編：ティッシュ・エンジニアリング―組織工学の基礎と応用，名古屋大学出版会（1999）
7) 浅島　誠，岩田博夫，上田　実，中辻憲夫 編：再生医学と生命科学―生殖工学・幹細胞工学・組織工学，蛋白質 核酸 酵素 増刊号，共立出版（2000）
8) 西山　實，根本君也，長山克也 監修：スタンダード歯科理工学―歯科生体材料・歯科材料―，学建書院（2005）
9) 宮崎　隆，中嶌　裕，河合達志，小田　豊 編：臨床歯科理工学，医歯薬出版（2006）
10) 日本人工臓器学会 編：人工臓器イラストレイティッド，はる書房（2007）

2章
1) a) T. Kokubo, H. Takadama : Biomaterials, **27**, pp.2907-2915（2006）; b) L. L. Hench, J. Am. Ceram. Soc.（1990）; A. Osaka et al. : Phosphorus Bulletin ; その他，本書の5章を参照
2) K. Tsuru, S. Hayakawa and A. Osaka : Medical Applications of Hybrid Materials, in "HYBRID MATERIALS-Synthesis, Characterization, and Applications", Ed. G. Kickelbick, Wiley-VCH, Weinheim, Netherlands, pp.301-336（2007）
3) Y. Shirosaki et al. : Physical, chemical and in vitro biological profile of chitosan hybrid membrane as a function of organosiloxane concentration, Acta Biomat., **5**, pp. 346-355（2009）
4) R. D. Shanno, C. T. Prewitt : Effective ionic radii in oxides and fluorides, Acta Cryst., **B25**, pp.925-946（1969）
   ヒューイ：無機化学（上）（小玉・中沢 訳，東京化学同人），あるいはダクラ

ス・マクダニエル：無機化学（上）（新村・日高・安井 訳，東京化学同人）などの無機化学の教科書にイオン半径表が引用されている．

5) K. Matusita, M. Tashiro : Yogyo-Kyokai-Shi, J. Ceram. Soc. Japan, **81**, pp.500-505 (1973)
6) U. Ploska et al. : Key Eng. Mat., pp.254-256, pp.71-74 (2004)
7) a) U. M. Gross et al. : Introduction to Bioceramics, Ed. L. L. Hench and J. Wilson, World Scientific, Singapore, Chap. 7, pp. 105-123 (1993) ; c) U. M. Gross and V. Strunz : J. Biomed. Mat. Res., **19**, pp.251-271 (1985)
8) a) W. Vogel, W. Höland : Angew. Chem. International. Ed., **26**, pp.527-544, W. Höland et al. : Angew. Chem. International. Ed., **26**, pp.227-244 (1987) ; b) W. Höland and W. Vogel, in "Introduction to Bioceramics", Ed. L. L. Hench and J. Wilson, World Scientific, Singapore, Chap. 8, pp.125-137 (1993)
9) a) M. Neo et al. : J. Biomed. Mat. Res., **26**, pp.255-267 (1992) ; b) T. Kokubo, in "Introduction to Bioceramics", Ed. L. L. Hench and J. Wilson, Chap. 2, pp.75-88, World Scientific, Singapore (1993) ; c) M. Neo et al. : J. Biomed. Mat. Res., **27**, pp.999-1006 (1993)
10) S. Sakka, M. Kozuka, Kluwer-Academic : Handbook of Sol-Gel Science and Technology, ―Processing, Characterization and Applications―, Vol. I～III, Ed. New York (2005)
11) K. Tsuru et al. : Synthesis and In Vitro Behavior of Organically Modified Silicate Containing Ca Ions, J. Sol-Gel Sci. Technol., **21**, pp.89-96 (2001)
12) a) T. Yabuta et al. : Synthesis of PDMS-Based Porous Materials for Biomedical Application, J. Sol-Gel Sci. Technol., **26**, pp.1219-1222 (2003) ; b) K. Kataoka et al. : An Organic-inorganic Hybrid Scaffold for the Culture of HepG2 Cells in a Bioreactor, Biomaterials, **26**, pp.2509-2516 (2005)
13) Q. Chen et al. : J. Biomed. Mater. Res., **51**, p.605 (2000)
14) a) L. Ren et al. : J. Ceram. Soc. Japan, **109**, pp.403-409 (2001) ; b) L. Ren et al. : J. Sol-Gel Sci. Technol., **21**, pp.115-119 (2001)
15) a) Y. Shirosaki et al. : Biomaterials, **26**, pp.485-491 (2005) ; b) L. Ren et al. : Biomaterials, **23**, pp.4765-4769 (2002)
16) M. Kikuchi et al. : Biomaterials, **22**, pp.1705 (2001)
17) a) S. Itoh et al. : J. Biomed. Mater. Res., **63**, pp.507 (2002) : b) S. Itoh et al. : Biomaterials, **23**, p.3919 (2002)
18) W. D. Kingery, H. K. Bowen, D. R. Uhlmann : Introduction to Ceramics, Chapt. 15. p.4, Wiely, New York (1975)

19) 松尾陽太郎 編訳：セラミックスの寿命と破壊―ワイブル統計の利用，内田老鶴圃（1989）

3章

1) Z. Schwartz, B. D. Boyan : Underlying mechanisms at the bone-biomaterial interface, J. Cell Biochem, **56**, 12, pp.340-347（1994）
2) D. A., Puleo A. Nanci : Understanding and controlling the bone-implant interface, Biomaterials, **20**, pp.2311-2321（1999）
3) E. C. I. Veerman, R. J. F. Suppers, C. P. A. T. Klein, K. Groot, A. V. N. Amerongen : SDS-PAGE analysis of the protein layers adsorbing in vivo and in vitro to bone substituting materials, Biomaterials, **8**, pp. 442-448（1987）
4) M. Nakamura, S. Nakamura, Y. Sekijima, K. Niwa, T. Kobayashi, K. Yamashita : Role of Blood Coagulation Components as Intermediators of High Osteoconductivity of Electrically Polarized Hydroxyapatite, J. Biomed. Mater. Res. A, **79**, 3, pp. 627-634（2006）
5) G. Schlag, H. Redl : Fibrin sealant in orthopedic surgery, Clin Orthop Rel Res, **227**, pp.269-285（1988）
6) Y. Yamada, J. S. Boo, R. Ozawa, T. Nagasaka, Y. Okazaki, K. Hata, M. Ueda : Bone regeneration flowing injection of mesenchymal stem cells and fibrin glue with a biodegradable scaffold, J Cranio-Maxillofacial Surgery, **31**, pp.27-33（2003）
7) S. Abiraman, H. K. Varma P. R., Umashankar, A. Johan : Fibrin glue as an osteoinductive protein in a mouse model, Biomaterials, **23**, pp.3023-3031（2002）
8) E. L. Barry, D. F. Mosher : Factor XIII cross-linking of fibronectin at cellular matrix assembly sites, J. Biol Chem, **263**, pp.10464-10469（1988）
9) W. G. Brodbeck, J. Patel, G. Voskerician, E. Christenson, M. S. Shive, Y. Nakayama, T. Matsuda, N. P. Ziats, J. M. Anderson : Biomaterial adherent macrophage apoptosis is increased by hydrophilic and anionic substrates in vivo, Proc Natl Acad Sci U.S.A., **99**, 16, pp.10287-10292（2002）
10) M. Shen, T. A. Horbett : The effects of surface chemistry and adsorbed proteins on monocyte/macrophage adhesion to chemically modified polystyrene surfaces, J. Biomed Mater Res, **57**, pp. 336-345（2001）
11) B. G. Keselowsky, D. M. Collard, A. J. García : Integrin binding specificity regulates biomaterial surface chemistry effects on cell differentiation, Proc Natl Acad Sci, **102**, pp.5953-5957（2005）
12) Molecular Biology of the Cell, Garland Science（和訳版，中村桂子，藤山秋佐夫，

松原謙一 監訳:細胞の分子生物学—第4版) ニュートンプレス (2004)

13) K. Anselm : Osteoblast adhesion on biomaterials Biomaterials, **21**, pp.667-681 (2000)
14) A. D. Fattore, A. Teti, N. Rucci : Osteoclast receptors and signaling, Arch. Biochem. Biophys., **473**, pp.147-160 (2008)
15) 須田立雄,小澤英浩,高橋栄明:骨の科学,医歯薬出版株式会社 (1993)
16) 田畑泰彦 編:ここまで進んだ再生医療の実態,羊土社 (2003)
17) 横田 崇 編:再生医学がわかる,羊土社 (2002)
18) 山中伸弥,中内啓光 編:再生医療へ進む最先端の幹細胞研究,羊土社 (2008)
19) 山中伸弥 監修:細胞工学 特集幹細胞新世紀,Vol.26 No.5, pp.482-542 秀潤社 (2007)
20) M. J. Evans, M. H. Kaufman, : Establishment in culture of pluripotential cells from mouse embryos, Nature, **292**, pp.154-156 (1981)
21) J. A. Thomson, J. Itskovitz-Eldor, S. S. Shapiro, M. A. Waknitz, J. J. Swiergiel, V. S. Marshall, J. M. Jones: Embryonic stem cell lines derived from human blastocysts, Science, **282** (**5391**) pp.1145-7 (1998)
22) K. Takahashi, S. Yamanaka : Induction of pluripotent stem cells from mouse embryonic and adult fibroblast cultures by defined factors, Cell, **126**, pp.663-676 (2006)
23) J. Yu, M. A. Vodyanik, K. Smuga-Otto, J. Antosiewicz-Bourget, J. L. Frane, S. Tian, J. Nie, G. A. Jonsdottir, V. Ruotti, R. Stewart, Slukvin II, J. A. Thomson : Induced Pluripotent Stem Cell Lines Derived from Human Somatic Cells, Science, **318**, 1917-1920 (2007)
24) K. Takahashi, K. Tanabe, M. Ohnuki, M. Narita, T. Ichisaka, K. Tomoda, S. Yamanaka : Induction of pluripotent stem cells from adult human fibroblasts by defined factors, Cell, **131**, pp.861-872 (2007)
25) S. Nakamura, H. Takeda, K. Yamashita : Proton transport polarization and depolarization of hydroxyapatite ceramics, J. Appl Phys, **89**, pp.5386-5392 (2001)
26) K. Yamashita, N. Oikawa, T. Umegaki : Acceleration and deceleration of bone-like crystal growth on ceramic hydroxyapatite by electric poling, Chem Mater, **8**, pp.2697-2700 (1996)
27) K. Yamashita, S. Nakamura Concept and development of vector ceramics for biointerface engineering, J. Ceram Soc Jpn, **113**, pp.1-9 (2005)
28) K. Yamashita, K. Kitagaki, T. Umegaki : Thermal instability and proton conductivity of ceramic hydroxyapatite at high temperature, J. Amer Ceram Soc, **78**,

pp.1191-1197 (1995)
29) A. Obata, S. Nakamura, K. Yamashita : Interpretation of Electrical polarization and Depolarization Mechanisms of Bioactive Glass in Relation to Ionic Migration, Biomaterials, **25**, pp.5163-5169 (2004)
30) A. Obata, S. Nakamura, Y. Moriyoshi, K. Yamashita : Electrical Polarization of Bioactive Glass and Their in vitro Bioactivity, J. Biomed Mater Res, **67**, pp.413-420 (2002)
31) K. Yamashita, K. Kitagaki, T. Umegaki : Thermal instability and proton conductivity of ceramic hydroxyapatite at high temperature, J. Amer Ceram Soc, **78**, pp. 1191-1197 (1995)
32) M. Nakamura, N. Ohashi, A. Nagai, Y. Sekijima, Y. Tanaka, K. Yamashita : Regulation of osteoblast-like cell behaviors on hydroxyapatite by electrical polarization, Key Eng Mater, **361-363**, pp.1055-1058 (2008)
33) T. Kobayashi, S. Nakamura, K. Yamashita : Enhanced osteobonding by negative surface charges of electrically polarized hydroxyapatite, J. Biomed Mater Res, **57**, pp.477-484 (2001)
34) S. Nakamura, T. Kobayashi, K. Yamashita : Extended bioactivity in proximity of hydroxyapatite ceramic surfaces induced by polarization charges, J. Biomed Mater Res, **61**, pp.593-599 (2002)
35) S. Nakamura, T. Kobayashi, K. Yamashita : Numerical osteobonding evaluation of electrically polarized hydroxyapatite ceramics, J. Biomed Mater Res, **68A**, pp.90-94 (2004)
36) A. Nagai, K. Yamashita, M. Imamura and H. Azuma : Hydroxyapatite electret accelerates reendothelialization and attenuates intimal hyperplasia occurring after endothelial removal of the rabbit carotid artery, Life Sci, **82**, pp.1162-1168 (2008)
37) S. Itoh, S. Nakamura, M. Nakamura, K. Shinomiya, K. Yamashita : Enhanced bone ingrowth into hydroxyapatite with interconnected pores by electrical polarization, Biomater, **27**, pp.5572-5579 (2006)
38) S. Nakamura, T. Kobayashi, M. Nakamura, K. Yamashita : Enhanced in vivo responses of osteoblasts in electrically activated zones by hydroxyapatite electrets, J. Mater Sci : Mater Med (2008)
39) S. Nakamura, T. Kobayashi, M. Nakamura, S. Itoh, K. Yamashita : Electrostatic surface charge acceleration of bone ingrowth of porous hydroxyapatite/β-tricalcium phosphate ceramics, J. Biomed Mater Res A (2009)

4 章

1) 須田立雄 編：新骨の科学，医歯薬出版（2007）
2) 岡崎正之：歯と骨をつくるアパタイトの化学，東海大学出版会（1992）
3) R. Z. LeGeros : Calcium phosphates in Oral Biology and Medicine, Karger（1991）
4) 野田政樹：骨のバイオロジー，羊土社（1998）
5) 須田立雄 編：骨形成と骨吸収及びそれらの調節因子，廣川書店（1995）
6) K. Ishikawa : Bioceramics, in Y. W. Mai and S. H. Teoh, Ed, Comprehensive Structural Integrity, Elsevier（2003）

5 章

1) 田中順三，角田方衛，立石哲也 編：バイオマテリアル，内田老鶴圃（2008）
2) T. Kokubo 編：Bioceramics and their clinical applications, Woodhead Publishing Limited（2008）
3) 名古屋大学 21 世紀 COE「自然に学ぶ材料プロセッシングの創成」教科書編集員会編：自然に学ぶ材料プロセッシング，三共出版（2007）
4) 足立吟也，南 努 編著：現代無機材料科学，化学同人（2007）
5) 日本化学会 編，北條純一 責任編集：実力養成化学スクール セラミックス材料化学，丸善（2005）
6) 西山 實，根本君也，長山克也 監修：スタンダード歯科理工学―歯科生体材料・歯科材料―，学建書院（2005）
7) 加藤誠軌：標準教科 セラミックス，内田老鶴圃（2004）
8) 中林宣男，石原一彦，岩﨑泰彦：バイオマテリアル，コロナ社（1999）
9) 筏 義人，生体材料学，産業図書（1994）
10) 曽我直弘：初級セラミックス学，アグネ承風社（1993）
11) L. L. Hench J. Wilson 編：AN INTRODUCTION TO BIOCERAMICS, World Scientific Publishing（1993）

6 章

1) 岡崎正之：歯と骨をつくるアパタイトの化学，東海大学出版会（1992）
2) H. Aoki : Medical Application of Hydroxyapatite, Ishiyaku EuroAmerica（1994）
3) 井上 悟：無機材料必須 300 原理・物性・応用，pp.350-351，三共出版（2008）
4) 日本セラミックス協会 編：これだけは知っておきたいセラミックスのすべて，日刊工業新聞社，pp.20-22（1996）
5) 日本溶射協会 編：溶射技術ハンドブック，技術開発センター（1998）
6) 田中紘一，石崎幸三：新素材焼結 HIP 焼結の基礎と応用，内田老鶴圃（1987）

7) 水谷惟恭, 尾崎義治, 木村敏夫, 山口 喬：セラミックプロセシング, pp.226-228 (1985)
8) 石川邦夫：セラミックス, **43**, 9, pp.731-738 (2008)
9) K. Ishikawa : Calcium phosphate cement, In T. Kokubo Ed, Bioceramics and their clinical applications, CRC Press, New York, pp.438-463 (2008)
10) H. Monma, T. Kanazawa, : The hydration of α-tricalcium phosphate, Yogyo-Kyokai-Shi, **84**, pp.209-213
11) W. E. Brown and L. C. Chow : A new calcium phosphate, water-setting cement, in P. W. Brown, Cement Research Progress, Westerville, American Ceramic Society, pp.351-379 (1986)
12) W. E. Brown and L. C. Chow : Combination of sparingly soluble calcium phosphate cements in slurries and paste as mineralizers and cements, U. S. Patent No. 4, 612, 059 (1986)
13) K. Ishikawa, S. Takagi, L. C. Chow, Y. Ishikawa, : Properties and mechanisms of fast-setting calcium phosphate cements, J. Mater Sci : Mater Med, **6**, 9, pp.528-533 (1995)
14) Y. Miyamoto, K. Ishikawa, M. Takechi, T. Toh, T. Yuasa, M. Nagayama, K. Suzuki, : Histological and compositional evaluations of three types of calcium phosphate cements when implanted in subcutaneous tissue immediately after mixing J. Biomed Mater Res, **48**, 1, pp.36-42 (1999)
15) R. Z. LeGeros : Calcium Phosphates in Oral Biology and Medicine, Monographs in Oral Sciences, **15**, Myers H (Ed), Karger : Basel (1991)
16) R. Z. LeGeros, M. S. Tung : Chemical stability of carbonate and fluoride containing apatites, Caries Res, **17**, 5, pp.419-429 (1983)
17) K. Ioku, K. Yanagisawa, N. Yamasaki, H. Kurosawa, K. Shibuya, H. Yokozeki : Bio-Med. Mater. Eng., **3**, 3, pp.137-145 (1993)
18) T. Shiota, M. Shibata, K. Yasuda and Y. Matsuo : J. Ceram. Soc. Japan, **116**, pp.1002-1005 (2008)
19) T. Kokubo : A/W glass-ceramic : Processing and properties, in An Introduction to Bioceramics, ed. by L. L. Hench and J. Wilson, World Scientific Publishing, Singapore, pp.75-88 (1993)
20) 堀 三郎：強靱ジルコニア―タフなセラミックス, 内田老鶴圃 (1990)
21) K. Ioku, M. Yoshimura, S. Somiya : Microstructure and Mechanical Properties of Apatite Ceramics with Zirconia Dispersion Prepared by Post-sintering, Biomaterials, **11**, 1, pp.57-61 (1990)

22) 福田　博，横田力男，塩田一路：複合材料基礎工学，日刊工業新聞社（1994）
23) 野浪　亨，佐藤直義：ディオプサイドの柱状粒子／ハイドロキシアパタイト複合材料の作製とその細胞培養試験，J. Ceram. Soc. Japan, **103**, 8, pp.804-809（1995）
24) 井奥洪二，野間竜男，石澤伸夫，吉村昌弘：Si_3N_4 ウイスカー—HAp 系複合粉体の水熱合成および焼結体の作製，J. Ceram. Soc. Japan, **98**, 12, pp.1337-1342（1990）
25) W. L. Suchanek, M. Yoshimura : Preparation of Fibrous, Porous Hydroxyapatite Ceramics from Hydroxyapatite Whiskers, J. Amer. Ceram. Soc., **81**, pp.765-767（1997）
26) W. Bonfield : Design of bioactive ceramic-polymer composites, pp.299-303 in An Introduction to Bioceramics, ed. by L. L. Hench and J. Wilson, World Scientific Publishing（1993）
27) Y. Shikinami and M. Okuno : Bioresorbable devices made of forged composites of hydroxyapatite（HA）particles and poly-L-lactide（PLLA）: Part I. Basic characteristics, Biomaterials, **20**, pp.859-877（1999）
28) （社）日本セラミックス協会　編，生体材料，pp.235-240，日刊工業新聞社（2008）
29) M. W. Chapman, R. Bucholz and C. Cornell : Treatment of acute fractures with a collagen-calcium phosphate graft material. A randomized clinical trial, J Bone and Joint Surgery-American, **79A**, pp.495-502（1997）
30) M. Kikuchi, S. Itoh, S. Ichinose, K. Shinomiya and J. Tanaka : Self-organization mechanism in a bone-like hydroxyapatite/collagen nanocomposite synthesized in vitro and its biological reaction in vivo, Biomaterials, **22**, pp.1705-1711（2001）
31) （社）日本セラミックス協会　編：生体材料，日刊工業新聞社，pp.228-234（2008）
32) 西山　實，根本君也，長山克也　監修：スタンダード歯科理工学—歯科生体材料・歯科材料—，学建書院 pp.193-294（2005）

7 章

1) 飯塚喜一，岡田昭五郎：弗化物とその応用，公衆歯科保健シリーズ，医歯薬出版（1973）
2) 曽我部博文　編：標準薬理学　第 2 版，医学書院（1983）
3) 岡崎正之：歯と骨をつくるアパタイトの化学，東海大学出版会（1992）
4) 筏　義人　編：生体適合材料—その機能と応用，日本規格協会（1993）
5) 筏　義人　編：バイオマテリアル入門，学会出版センター（1993）
6) 上野川修一：からだと免疫のしくみ，日本実業出版社（1996）

7) 佐藤温重，石川達也，桜井靖久，中村晃忠 編：バイオマテリアルと生体—副作用と安全，中山書店（1998）
8) 佐藤温重 編：歯科材料の副作用と安全性，学建書院（1999）
9) JIS T 0993-1：2004：医療機器の生物学的評価—第1部：評価及び試験
10) JIS T 600 1：2005：歯科用医療機器の生体適合性の前臨床評価—歯科材料の試験方法
11) 西山 實，根本君也，長山克也 監修：スタンダード歯科理工学—歯科生体材料・歯科材料—，学建書院（2005）
12) 宮崎 隆，中嶌 裕，河合達志，小田 豊 編：臨床歯科理工学，医歯薬出版（2006）

索　引

【あ】
亜鉛含有 TCP　144
悪性腫瘍化　46
アクチン　52
アパタイト　21
アパタイトセメント　157
アポトーシス　49
アルカリフォスファターゼ　60
アルミナ　19
アレルギー性　176

【い】
医用工学　8
インテグリン　53

【え】
エナメル質　98
エレクトロベクトル効果　82
炎症反応　46

【お】
オルトリン酸カルシウム　102

【か】
海綿骨　93
化学結合　23
化学量論組成　109
架橋酸素　27
仮骨　47
カドヘリン　52
カプセル化　46
ガラスセラミックス　35
ガラスの結晶化　33

【き】
乾式成形　31
乾式法　147
がん治療用セラミックス　145
間葉系幹細胞　60

【き】
気孔　39
擬似体液　125
基質小胞　73
キトサン　183
ギャップ結合　51
強度　164
均一核生成　34

【く】
クラック　39

【け】
血液凝固反応　46
血管新生　46
結晶化ガラス A-W　123
結晶核生成　34
結晶成長　34
結晶粒　39
原子配列　23

【こ】
硬化反応　155
骨芽細胞　87
骨細胞　60, 98
骨髄　94
骨組織　92
骨伝導　44
骨膜　94
骨リモデリング　44, 63, 95

骨類似アパタイト　129
固定結合　51
コーティング　150
コラーゲン　66, 167
コロニー　57

【さ】
サイトカイン　47
細胞運動　58
細胞外マトリックス　48, 108
細胞挙動　48
細胞結合　51
細胞工学　8
細胞周期　49
細胞接着　50
細胞増殖　55
細胞内シグナル伝達系　50
細胞分化　60
酸化物　19
3次元培養　16

【し】
刺激性　175
自己組織化単分子膜　136
歯根　98
歯根膜　101
糸状仮足　59
歯髄　101
湿式法　147
縮合ケイ酸塩　25
縮合リン酸塩　25
主結晶　39
寿命予測　41
焼結　30
焼成　30

索引

【し】
シリカ　19
ジルコニア　19
人工股関節　107
人工骨　106
人工歯根　107
人工臓器　9
伸展　56

【す】
スキャフォールド　9, 16
スポンジ状スキャフォールド　16

【せ】
成形　31
生体活性ガラス　114, 130
生体活性セラミックス　114
生体吸収性セラミックス　118
生体硬組織　66
生体親和性　4, 171
生体不活性セラミックス　112
生体模倣　134
脊椎動物　74
石灰化　46
接着斑　52
セメント　122
セメント質　101
セリシン　137

【そ】
象牙質　100
創傷治癒　47
組織壊死　46
組織吸収　46
組織工学　76
組織肥厚化　46
ゾル－ゲル法　37

【た】
多孔体　117
炭酸アパタイト　104

【ち】
チタニア　19
緻密骨　93
中間径フィラメント　59

【て】
泥漿鋳込み成形　31
電気泳動堆積法　152
電子セラミックス　21
天然有機高分子　137

【と】
毒性　175
貪食反応　46

【な】
軟骨性骨発生　95

【は】
バイオインタフェース　44
バイオグラス　4
バイオマテリアル　8
バイオミネラリゼーション　68, 144
バイオミメティック　134
胚性幹細胞　9
ハイドロキシアパタイト　25
破壊靱性　39, 164
破骨細胞　87
発がん性　177

【ひ】
非架橋酸素　27
非晶質固体材料　19
表面処理　132

【ふ】
ファインセラミックス　1, 18
フィロポディア　59
不均一核生成　34
副結晶　39
ブラストコーティング法　151

【へ】
プラズマ溶射法　151
分化マーカータンパク質　86
分極アパタイト　83

【へ】
ベクトルセラミックス　83

【ほ】
放電プラズマ焼結　149
補体活性化　46
骨の機能　110
ポリエチレン　165
ポリ乳酸　166

【ま】
膜性骨発生　95
マクロファージ　47

【み】
密着結合　51

【む】
無脊椎動物　74

【め】
免疫反応　180

【も】
モデリング　95

【ゆ】
有機－無機ハイブリッド　37

【よ】
溶解度　102
葉状仮足　59

【ら】
ラメリポディア　59

【り】
立方最密充てん構造　24
リモデリング　96

粒　界	39
量論アパタイト	103
リン酸カルシウム	101
リン酸カルシウムペースト	120
リン酸三カルシウム	105
リン酸水素カルシウム二水和物	156

【ろ】

老　化	49
六方最密充てん構造	24

【C】

Ca/P 比	102

【E】

ES 細胞	79

【G】

G_0 期	49

【I】

iPS 細胞	16, 79

【R】

RGD 配列	62

【S】

SBF	125
SPS	149
β-ウォラストナイト	21

────── 編著者略歴 ──────

岡崎正之（おかざき　まさゆき）
1976 年　京都大学大学院工学研究科博士課程単位取得退学
1976 年　大阪大学助手
1978 年　工学博士（京都大学）
1982 年　大阪大学講師
1993 年　大阪大学助教授
1999 年　広島大学教授
2002 年　広島大学大学院教授
　　　　現在に至る

山下仁大（やました　きみひろ）
1979 年　東京大学大学院工学系研究科修士課程修了
1982 年　東京大学大学院工学系研究科博士課程修了
　　　　工学博士
1982 年　カナダマクマスター大学材料工学科博士研究員
1984 年　東京都立大学助手
1990 年　東京都立大学講師
1992 年　東京都立大学助教授
1997 年　東京医科歯科大学医用器材研究所教授
1999 年　東京医科歯科大学生体材料工学研究所教授
　　　　現在に至る

尾坂明義（おさか　あきよし）
1972 年　京都大学大学院修士課程修了（工業化学専攻）
1974 年　京都大学大学院博士課程 2 年次修了中退
1984 年　工学博士（京都大学）
1984 年　カリフォルニア大学ロサンゼルス校材料工学科博士研究員
1986 年　岡山大学助教授
1995 年　岡山大学教授
　　　　現在に至る

石川邦夫（いしかわ　くにお）
1986 年　大阪大学大学院工学研究科前期課程修了（応用化学専攻）
1986 年　東レ株式会社勤務
1988 年　徳島大学助手
1990 年　工学博士（大阪大学）
1990 年　ペンシルバニア大学客員研究員併任
1991 年　米国国立衛生研究所客員研究員併任
1997 年　岡山大学助教授
2001 年　九州大学教授
　　　　現在に至る

大槻主税（おおつき　ちから）
1988 年　京都工芸繊維大学大学院工芸学研究科修士課程修了（無機材料工学専攻）
1991 年　京都大学大学院理学研究科博士後期課程研究指導認定退学（化学専攻）
1992 年　博士（理学）（京都大学）
1992 年　京都大学助手
1993 年　岡山大学講師
1996 年　岡山大学助教授
1998 年　奈良先端科学技術大学院大学助教授
2006 年　名古屋大学大学院教授
　　　　現在に至る

井奥洪二（いおく　こうじ）
1986 年　上智大学大学院理工学研究科博士前期課程修了
1989 年　東京工業大学大学院総合理工学研究科後期課程（材料科学専攻）単位取得退学
1989 年　高知大学助手
1990 年　工学博士（東京工業大学）
1990 年　東京大学文部省在内研究員併任
1994 年　山口大学助教授
2000 年　順天堂大学特別研究員併任
2001 年　山口大学大学院助教授
2003 年　東北大学大学院助教授
2006 年　東北大学大学院教授
　　　　現在に至る

中村美穂（なかむら　みほ）
2003 年　東京医科歯科大学医歯学総合研究科修士課程修了
2005 年　東京医科歯科大学生体材料工学研究所技術職員
2007 年　東京医科歯科大学医歯学総合研究科修了（生体支持組織学専攻）博士（学術）
2007 年　東京医科歯科大学生体材料工学研究所助手
2007 年　東京医科歯科大学生体材料工学研究所助教
　　　　現在に至る

上高原理暢（かみたかはら　まさのぶ）
2000 年　京都大学大学院工学研究科修士課程修了（材料化学専攻）
2003 年　京都大学大学院工学研究科博士課程修了（材料化学専攻）博士（工学）
2003 年　奈良先端科学技術大学院大学教務職員
2004 年　奈良先端科学技術大学院大学助手
2006 年　東北大学助教授
2007 年　東北大学助教
　　　　現在に至る

セラミックバイオマテリアル
Ceramic in Biomaterials

© Okazaki, Yamashita, Osaka, Ishikawa, Ohtsuki,
　Ioku, Nakamura, Kamitakahara　　　　　　2009

2009 年 8 月 20 日　初版第 1 刷発行

|検印省略|

編著者	岡崎　正之
	山下　仁大
著　者	尾坂　明義
	石川　邦夫
	大槻　主税
	井奥　洪二
	中村　美穂
	上高原　理暢
発行者	株式会社　コロナ社
	代表者　牛来辰巳
印刷所	萩原印刷株式会社

112-0011　東京都文京区千石 4-46-10
発行所　株式会社 コロナ社
CORONA PUBLISHING CO., LTD.
Tokyo Japan
振替 00140-8-14844・電話(03)3941-3131(代)
ホームページ http://www.coronasha.co.jp

ISBN 978-4-339-07096-5　（安達）　（製本：愛千製本所）
Printed in Japan

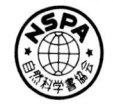

無断複写・転載を禁ずる

落丁・乱丁本はお取替えいたします

再生医療の基礎シリーズ
―生医学と工学の接点―

(各巻B5判)

コロナ社創立80周年記念出版
〔創立1927年〕

■編集幹事　赤池敏宏・浅島　誠
■編集委員　関口清俊・田畑泰彦・仲野　徹

配本順			頁	定価
1.(2回)	再生医療のための**発生生物学**	浅島　誠編著	280	4515円
2.(4回)	再生医療のための**細胞生物学**	関口清俊編著	228	3780円
3.(1回)	再生医療のための**分子生物学**	仲野　徹編	270	4200円
4.(5回)	再生医療のためのバイオエンジニアリング	赤池敏宏編著	244	4095円
5.(3回)	再生医療のためのバイオマテリアル	田畑泰彦編著	272	4410円

バイオマテリアルシリーズ

(各巻A5判)

			頁	定価
1.	**金属バイオマテリアル**	塙　山　隆　夫共著 米　山　隆　之	168	2520円
2.	**ポリマーバイオマテリアル** ―先端医療のための分子設計―	石原一彦著	154	2520円
3.	**セラミックバイオマテリアル** 尾坂明義・石川邦夫・大槻主税 井奥洪二・中村美穂・上高原理暢　共著	岡崎正之編著 山下　仁大	210	3360円

定価は本体価格+税5％です。
定価は変更されることがありますのでご了承下さい。

図書目録進呈◆